レジデントのための薬物療法

感染症は こう叩け！

抗菌薬使いこなしのコツのコツ

前﨑繁文 ● 著
埼玉医科大学感染症科・感染制御科

中山書店

序

　抗菌薬を処方したことがない医師はおそらくいない．それほど，抗菌薬は日常臨床に欠かすことのできない薬剤である．しかし，どれほど深く抗菌薬が理解されているであろうか．ペニシリンから始まった抗菌薬は，想像をはるかに超える恩恵を人類にもたらした．これまで人類を苦しめてきた数々の感染症を治癒し，人々に幸せを与えたのである．

　抗菌薬は高血圧や糖尿病などの薬剤と違って，病気の根本的な原因である菌の増殖を抑えて，最終的には消失させることができる．そのため，抗菌薬の治療効果は明確に現れ，的確な選択は優れた治療効果を示す．逆に，選択を誤れば，昨日まで健康な社会生活を営んでいた患者も，不幸な転帰となる．また，抗菌薬の相手である原因菌は生き物であるため，その治療が複雑となる．すなわち，抗菌薬を使用すれば，原因菌は巧みな方法によって，自分たちの子孫にその抗菌薬に抵抗できる遺伝子を受け継いでいくのだ．それが，薬剤耐性菌である．

　ペニシリンが発見される以前は，ひとたび感染症に罹患すれば，安静や栄養で，免疫力を高めて原因菌に対抗するしかなかった．この 'pre-antibiotic area' から，抗菌薬の登場とともに，多くの感染症が治療可能となり，いわゆる 'antibiotic area' を謳歌したが，薬剤耐性菌の登場と抗菌薬の開発の停滞から，現在は 'post-antibiotic area' に突入している．そのような現状では，今まで以上に，抗菌薬の特性を理解し，適切な薬剤を選択することが，ますます大切となる．

　本書は平成22年に上梓した『抗菌薬はこう使え！』の続編として，抗菌薬の特性をより詳細に解説し，実際の症例からその選択について記述した．前作とは縦糸と横糸の関係にある本書を読んでいただければ，感染症がより効果的に叩けることは間違いない．

　最後に，前作に続いて今回も本書の企画から製作に至るまで，的確な作業をして頂いた中山書店の編集部の皆さんに深く感謝する．

平成25年4月

埼玉医科大学感染症科・感染制御科

前﨑　繁文

index 目次

 第1章 抗菌薬を知りつくす　1

ペニシリン系薬
- 1-1　ペニシリンはどのようにして菌を殺すか？ … 2
- 1-2　ペニシリンの抗菌活性は種類で変わる … 4
- 1-3　ペニシリン系薬の苦手な耐性菌 … 6
- 1-4　こんな感染症にはペニシリン系薬を … 8
- 1-5　ペニシリン系薬はこう使え … 10
- 1-6　β-ラクタマーゼ阻害薬配合の意味 … 12
- 1-7　ペニシリンは最も安全な抗菌薬 … 14

セフェム系薬
- 2-1　セフェム系"第何世代"とはどんな意味？ … 16
- 2-2　経口セフェム系薬は投与量に気をつけろ … 18
- 2-3　注射用セフェム系薬は世代と使い方に注意 … 20
- 2-4　セフェム系薬選択時には耐性菌を念頭に … 22
- 2-5　術前, 術後の使い方 … 24
- 2-6　セフェム系薬, こんな感染症にはよく効く … 26
- 2-7　セフェム系薬は比較的安全な薬剤 … 28

アミノ配糖体
- 3-1　アミノ配糖体を再評価する … 30
- 3-2　アミノ配糖体が得意な菌と苦手な菌 … 32
- 3-3　アミノ配糖体は投与方法と量に注意が必要 … 34
- 3-4　アミノ配糖体はこう使え … 36
- 3-5　TDMを活用しよう … 38
- 3-6　アミノ配糖体は腎毒性と耳毒性に注意 … 40

カルバペネム系薬

- 4-1　カルバペネム系薬の特徴は広域スペクトル　42
- 4-2　カルバペネム系薬を何種類用意するか　44
- 4-3　カルバペネム系薬は「伝家の宝刀」か？　46
- 4-4　カルバペネム系薬は％TAMに規定される　48
- 4-5　カルバペネム系薬の使いすぎには注意を　50
- 4-6　カルバペネム系薬では中枢神経障害に注意　52

キノロン系薬

- 5-1　キノロン系薬はどのようにして菌を殺すのか　54
- 5-2　古いキノロン系薬と新しいキノロン系薬　56
- 5-3　キノロン系薬の得意な菌と苦手な菌　58
- 5-4　キノロン系薬は横隔膜より下から上へ　60
- 5-5　キノロン系薬は高用量を1日1回　62
- 5-6　キノロン系薬は小児への使用に注意　64

マクロライド系薬

- 6-1　員環によるマクロライド系薬の違いは　66
- 6-2　マクロライド系薬が得意な菌と苦手な菌　68
- 6-3　マクロライド系薬は非定型菌によく効く　70
- 6-4　マクロライド系薬の上手な使い方　72
- 6-5　マクロライド系薬で注意すべき副作用　74
- 6-6　抗菌薬として以外のマクロライド系薬の意外な作用　76

抗MRSA薬

- 7-1　抗MRSA薬の種類と特徴　78
- 7-2　このMRSA感染症にはこの薬剤　80
- 7-3　"TDM"で抗MRSA薬を上手に使う　82
- 7-4　抗MRSA薬の使いすぎに注意　84
- 7-5　抗MRSA薬は腎機能障害に注意　86

番外編　知っておくと意外に便利な抗菌薬

- 8-1　幅広い抗菌活性をもつミノサイクリン ……………………… 88
- 8-2　マクロライド系薬に似たクリンダマイシン ………………… 90
- 8-3　β-ラクタム系薬に似たアズトレオナム ……………………… 92

第2章　感染症はこう叩け！　　95

全身性

- 1-1　敗血症／血液培養検査は2セット，2か所で治療を開始 ……… 96
- 1-2　感染性心内膜炎／不明熱で見逃してはいけない感染症 ……… 98

中枢神経

- 2-1　細菌性髄膜炎／ありふれた頭痛と発熱に潜むのは …………… 100

呼吸器

- 3-1　インフルエンザ／状況に応じて新しい薬剤を正しく使う …… 102
- 3-2　急性気管支炎／安易な抗菌薬投与が耐性菌を生む？ ………… 104
- 3-3　慢性気管支炎／急性増悪時の抗菌薬はどう選ぶ？ …………… 106
- 3-4　市中肺炎／増加を続ける薬剤耐性肺炎球菌 …………………… 108
- 3-5　院内肺炎／ガイドラインはなぜ守られないのか ……………… 110
- 3-6　医療・介護関連肺炎／わが国における薬剤選択の基準は？ … 112
- 3-7　肺結核／時代とともに変化する結核治療 ……………………… 114
- 3-8　非結核性抗酸菌症／治療法の画期的進歩がない肺MAC症 … 116
- 3-9　肺真菌症／飛躍的に進歩した新薬の位置づけ ………………… 118

消化器

- 4-1　消化管感染症／抗菌薬治療の対象となる疾患は意外と少ない？ … 120
- 4-2　細菌性腹膜炎／外科で最も多く遭遇する感染症 ……………… 122
- 4-3　急性胆嚢炎，胆管炎／重症例は早期に外科的治療を！ ……… 124
- 4-4　消化管寄生虫症／いまでも忘れてはいけない感染症 ………… 126

泌尿器

- 5-1 単純性膀胱炎 / 急性の経過をとることが多い ……………………… 128
- 5-2 複雑性尿路感染症 / 多剤耐性菌が感染することもある ……………… 130
- 5-3 腎盂腎炎 / 宿主が要因となり重症化する ……………………………… 132
- 5-4 性行為感染症 / 多様化する社会とともに存在する …………………… 134

耳鼻咽喉

- 6-1 急性扁桃炎,咽頭炎 / いわゆる「かぜ症候群」の症状と抗菌薬 …… 136
- 6-2 急性副鼻腔炎 / 軽症例に抗菌薬の効果は期待できないが………… 138
- 6-3 中耳炎 / 小児と成人ではどう違う？ …………………………………… 140

整形外科

- 7-1 化膿性脊椎炎 / 内科で最も遭遇する整形外科的感染症 ……………… 142
- 7-2 感染性関節炎 / 関節の障害を可能なかぎり防ぐには ………………… 144

皮膚

- 8-1 壊死性筋膜炎 / 見逃してはいけない皮膚軟部組織感染症 …………… 146

その他の感染症

- 9-1 動物咬傷による感染症 / ペットブームによって増加傾向 …………… 148
- 9-2 輸入感染症 / グローバル化とともに上陸した熱病 …………………… 150
- 9-3 急性 HIV 感染症 / 本当に「かぜ」の患者なのか？ …………………… 152
- 9-4 薬剤熱 / 時に感染症と間違えてしまう理由 …………………………… 154

第1章

抗菌薬を知りつくす

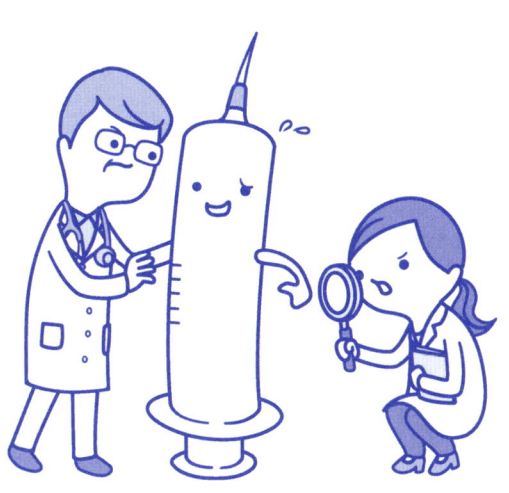

抗菌薬を知りつくす

ペニシリン系薬

ペニシリンはどのようにして菌を殺すか？

　ペニシリン系薬は1928年にフレミング（A. Fleming）によって発見された化合物であり，その後1941年にフローリー（H. W. Florey）とチェイン（E. B. Chain）によって初めて抗菌薬ペニシリンG（penicillin G）が商業生産され，臨床現場に提供された．そして同年，英国の警察官に発症した感染症を治療したことが，現在に至る抗菌化学療法のスタートとなった．ペニシリンの製法は第二次世界大戦時に米国に伝えられ，大量生産が可能となったことから，米国陸軍では戦場における感染症治療薬として，ペニシリン系薬が広範囲に使用された．

　ペニシリン系薬は他の抗菌薬と比べて殺菌性に優れた薬剤である．ペニシリン系薬がどのようにして菌を殺すかについて，その後さまざまな理論が報告されたが，そのメカニズムはきわめて単純明快なもので，細菌が増殖する最終段階である細胞壁合成を阻害することであった．すなわち，ペニシリン系薬は細菌のペニシリン結合タンパク質（penicillin binding proteins；PBPs）に結合して不可逆的に不活化し，細菌の細胞壁合成を阻害する．そのことにより，細菌は細胞壁の強度が十分に保持できなくなり，自身の内圧に耐えられず，溶菌し，死滅してしまう．ペニシリン系薬の作用点であるPBPsはヒトには存在しないため，それがヒトにおける選択毒性が低い理由であり，ペニシリン系薬の安全性の高さにつながっている．

　また，ペニシリン系薬に耐性となるメカニズムの一つに，このPBPsの結合親和性の低下が大きな要因としてある．**メチシリン耐性黄色ブドウ球菌（MRSA）では，PBP2の構造変化によって，ペニシリン系薬の結合親和性が低下したPBP2'を産生し，ペニシリン系薬に耐性を獲得するのである**．

　しかし，ペニシリン系薬は，高い殺菌性と優れた安全性をもつ抗菌薬として，いまでもさまざまな感染症の治療薬として欠かせない存在としてある．

ペニシリンは世紀の大発見

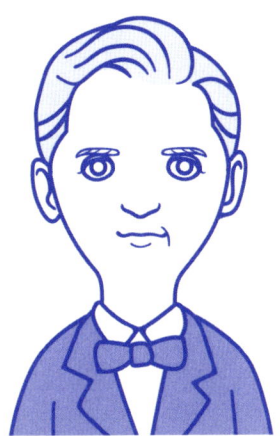

アレクサンダー・フレミング
(1881-1955)

20世紀の10大発見
1. 相対性理論
2. 量子力学の体系
3. DNAの2重らせん構造
4. ペニシリン
5. 核分裂
6. 宇宙の膨張
7. 原子核
8. 原子の構造モデル確立
9. 超伝導
9. 大陸移動説
9. ビッグバン理論

国内識者20名の投票により選出
※9位は同票

(日本経済新聞 2000.)

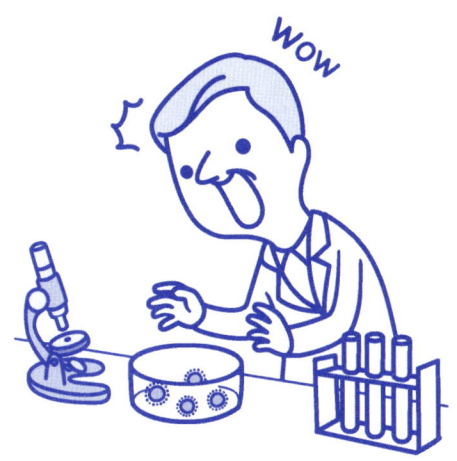

抗菌薬を知りつくす

chapter 1-2 ペニシリン系薬

ペニシリンの抗菌活性は種類で変わる

　ペニシリン系薬は，その種類によって抗菌活性が若干異なる．古典的なペニシリン系薬は natural penicillin として分類され，ペニシリン G（penicillin G）が代表的な薬剤である．開発当初，ペニシリン G は主にグラム陽性菌の黄色ブドウ球菌，*Streptococcus* 属や，梅毒のほかにグラム陰性菌の *Neisseria gonorrhoeae*，嫌気性菌の *Clostridium tetani* やその他の嫌気性菌に抗菌活性を有していた．その後まもなく，黄色ブドウ球菌のなかにペニシリン G を分解する酵素であるペニシリナーゼが確認されたため，ペニシリナーゼで分解されない半合成ペニシリンが開発された．その最初のものが，メチシリン（methicillin）である．メチシリンはその後，間質性肺炎の副作用のため，製造中止となった．

　その他の薬剤として，ナフシリン（nafcillin），オキサシリン（oxacillin），ジクロキサシリン（dicloxacillin），クロキサシリン（cloxacillin）などの薬剤が開発されたが，残念ながらこれらすべての薬剤がわが国では未承認であり，臨床的には使用できない．また，アンピシリン（ampicillin）とアモキシシリン（amoxicillin）はアミノペニシリン（aminopenicillin）と呼ばれ，グラム陰性菌の腸内細菌（大腸菌，*Klebsiella*，*Proteus* など）に抗菌活性を有しているほか，サルモネラや赤痢菌にも有効である．

　アミノペニシリンは腸内細菌である緑膿菌には抗菌活性がなかったため，その後，抗緑膿菌活性を有するペニシリン系薬としてピペラシリン（piperacillin）が開発された．ピペラシリンは緑膿菌以外に嫌気性菌の *Bacteroides fragilis* や，β-ラクタマーゼ産生のグラム陰性菌にも抗菌活性を有している．

種類ごとの抗菌活性の違い

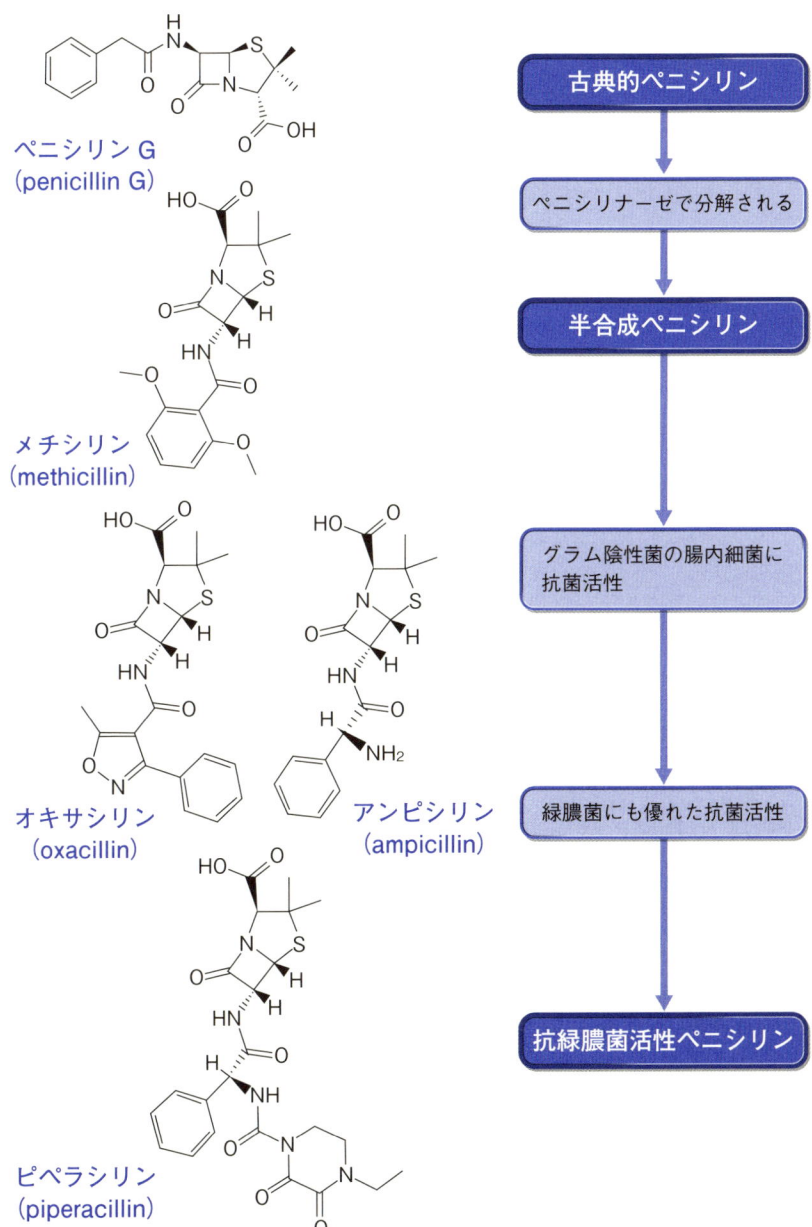

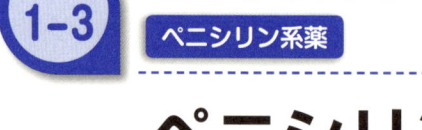

ペニシリン系薬の苦手な耐性菌

　ペニシリン系薬はこれまで長い間，感染症の治療薬として使用されてきたため，近年では薬剤耐性菌の増加が問題となっている．ペニシリン系薬の薬剤耐性菌が生まれる主因に，次の3つが考えられている．

　第1の原因はβ-ラクタマーゼによる分解である．β-ラクタマーゼはペニシリン系薬を含む多くのβ-ラクタム系抗菌薬を加水分解し不活化する酵素であり，グラム陽性菌では菌体外にも分泌され，ペニシリン系薬を加水分解する．黄色ブドウ球菌や腸球菌はプラスミド性にβ-ラクタマーゼ遺伝子を保有し，また*Bacillus*属は染色体上にその遺伝子が存在する．グラム陰性菌の多くもβ-ラクタマーゼを産生し，*Enterobacter*，*Morganella morganii*，*Serratia marcescens*，*Acinetobacter*，*Klebsiella*などの腸内細菌の多くはβ-ラクタマーゼを産生する．

　第2の原因はペニシリン系薬の作用点であるペニシリン結合タンパク質（PBPs）の変異によるもので，ペニシリン系薬の結合親和性の低下に伴い耐性を獲得する仕組みである．**PBPsはペニシリン系薬のみならず，同じβ-ラクタム系薬であるセフェム系薬の作用点でもあるため，この変異が生じた耐性菌では，セフェム系薬も同時に耐性となることが多い**．また，薬剤によって結合するPBPsが異なっているため，複数のPBPsに変異が生じれば高度耐性菌となるのが一般的である．この機序による代表的な耐性菌はメチシリン耐性黄色ブドウ球菌（MRSA）であり，そのほかにはペニシリン耐性肺炎球菌（PRSP）などの耐性菌も臨床上問題となっている．

　第3の原因として，薬剤の透過性の低下に伴う耐性獲得がある．グラム陽性菌は細胞外膜をもたないため，このような耐性菌は生じないが，グラム陰性菌では，細胞外膜の変化に伴いペニシリン系薬の透過性が低下することによって細胞内の薬剤濃度が低下し，耐性菌となる．

薬剤耐性菌ができる3つの主因

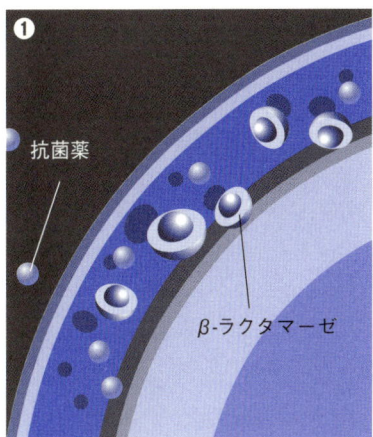

▲β-ラクタマーゼによりペニシリン系薬が加水分解され，不活化となる

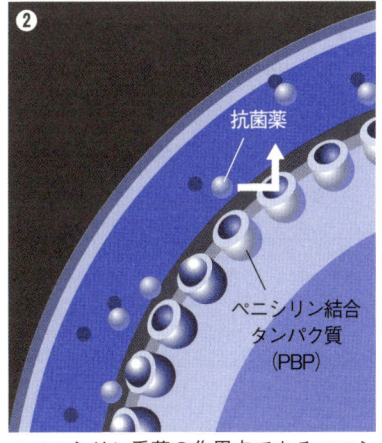

▲ペニシリン系薬の作用点であるペニシリン結合タンパク質（PBP）の結合親和性が低下する

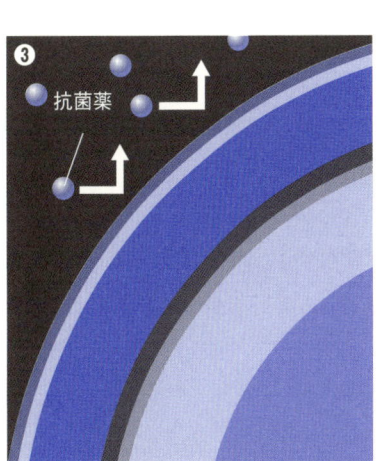

▲ペニシリン系薬の透過性が低下することによって細胞内の薬剤濃度が低下する

 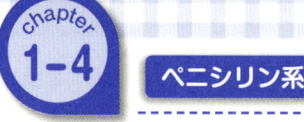

こんな感染症には ペニシリン系薬を

　ペニシリン系薬は殺菌性に優れた抗菌薬であり，多くの感染症治療で第1選択薬と考えられる．なかでもペニシリン系薬がきわめて優れた臨床効果を発揮するいくつかの感染症がある．

　感染性心内膜炎は，診断や治療が遅れれば，時に生命にも危険が及ぶ感染症であり，不明熱で受診する患者の鑑別疾患では常に念頭に置く必要がある．原因菌はレンサ球菌やブドウ球菌，腸球菌などのグラム陽性菌が多く，その治療にはペニシリン系薬が第1選択薬となる． 原因菌の検査のために，治療前に2～3回の血液培養を実施して原因菌を同定するが，血液培養の結果が判明するまでの経験的治療としてもペニシリン系薬であるペニシリンG（penicillin G）が選択される．米国ではペニシリンGを2,000万単位，24時間持続点滴する投与法も認められているが，わが国では1,800～2,400万単位のペニシリンGを4時間ごとに1日6回点滴静注する．同時にゲンタマイシン（gentamicin）を1回1mg/kgの投与量で，8時間ごとに1日3回，筋注または点滴静注する．もちろんMRSA以外のグラム陽性菌が原因菌の場合は，この経験的治療を変更する必要はなく，感染性心内膜炎の原因菌として最も多いレンサ球菌が原因菌と判明したときには，この治療薬が第1選択となる．

　市中肺炎も感染症のなかでは，よく遭遇する疾患である．市中肺炎の原因菌には喀痰など気道由来検体を検査するが，原因菌が同定されるまでの数日間に経験的治療として抗菌薬が投与される．その際には，患者背景や臨床症状または簡単な検査結果から原因菌を想定することが推奨されているが，合併症を有していない成人市中肺炎の治療薬としては，高用量のペニシリン系薬が選択される．*Helicobacter pylori* の除菌としては，経口薬のアモキシシリン（amoxicillin）を1日1.5～2g投与することが認められているが，その他の疾患に対しては保険診療では1日1.5gまでの用量となる．

感染性心内膜炎の原因菌

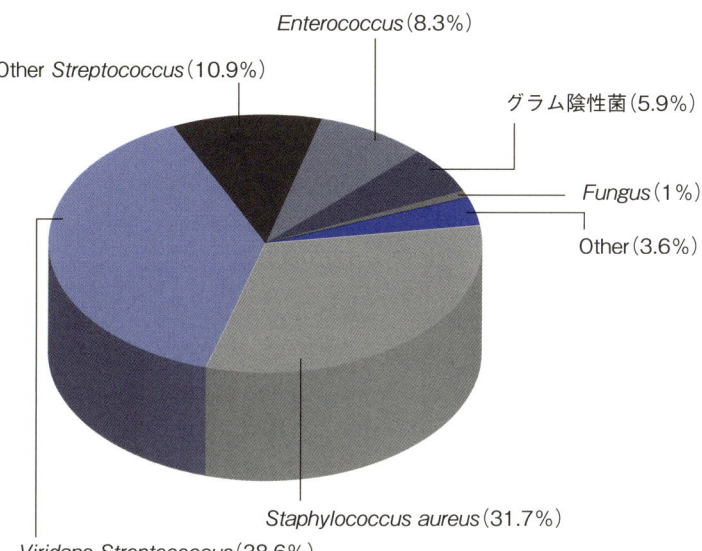

(日本循環器学会アンケート；2000, 2001.)

> **→ CHECK!**
> 近年，成人の市中肺炎の原因菌として最も多い肺炎球菌のなかに，ペニシリン系薬に対して耐性を示すペニシリン耐性肺炎球菌(PRSP)が増加しているが，高用量のペニシリン系薬が保険診療において使用できないため，他の薬剤が選択されることが多くなっている．

> **！Notice!**
> その他の感染症として，梅毒の治療薬としてもペニシリン系薬は第1選択薬となるが，米国で使用可能なペニシリンGの筋注用製剤は残念ながらわが国では臨床使用できない．

ペニシリン系薬はこう使え

　ペニシリン系薬の臨床効果は，PK（pharmacokinetics）とPD（pharmacodynamics）の考え方に従い，その殺菌的作用が時間に依存することから時間依存性抗菌薬に分類される．

　ペニシリン系薬は，その半減期が約1時間程度ときわめて短いため，抗菌薬は朝夕2回の点滴静注といった慣習的な投与法では，効果が十分に発揮できない．ペニシリン系薬を上手に使うためには，PK/PDパラメーター上の％TAM（％Time above MIC）を指標として，薬の投与量や投与間隔を考慮することが重要である．すなわち，**健康な人に発症する市中肺炎の治療にペニシリン系薬を投与する場合，その肺炎の原因菌に対する抗菌薬の最小発育阻止濃度（MIC）より高い濃度を維持できる時間が全体の30％以上あれば％TAMが30％以上となり，十分な臨床効果が期待できる．**この場合の％TAMの値は増殖抑制効果といわれ，免疫状態が正常な宿主に発症した感染症の治療では，この数値を目安として，薬剤の投与量や投与間隔を考える．

　それに対して，**免疫不全患者に発症した感染症や，重症の感染症の治療にペニシリン系薬を投与するときには，原因菌におけるMICを超える濃度の維持時間は全体の50％以上必要となり，％TAMは50％以上なければ十分な臨床効果が期待できない．**この目安が最大殺菌効果であり，より高い薬剤濃度が維持できるように投与量や投与間隔を考える必要がある．目標とする％TAMを得るためには，薬剤の投与量を増やす，薬剤の投与回数を増やす，薬剤の投与時間を長くするなどの工夫が必要となる．

　ペニシリン系薬は時間依存性の薬剤であるから，投与間隔や投与時間が重要である．抗菌薬の投与法としては，これまでのような朝夕2回の点滴静注では十分な臨床効果は得られないので，8時間ごとあるいは6時間ごとに，1日3〜4回点滴静注することが望ましい．投与時間を長くすることも％TAMを大きくするが，時間が長くなれば最高血中濃度は低くなり，MICに到達しない可能性が出てくる．

ペニシリン系薬の%TAM

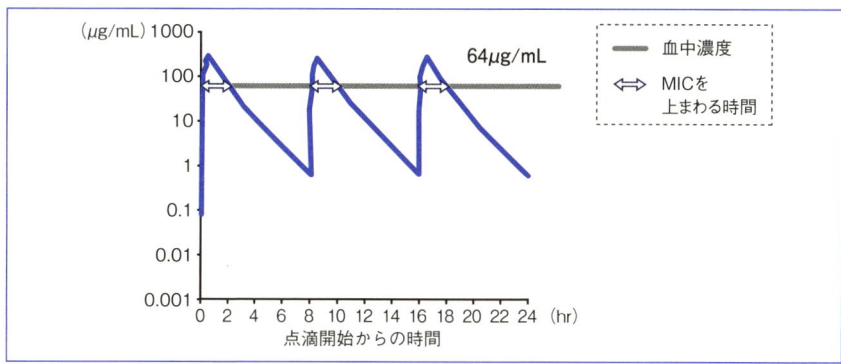

タゾバクタム(tazobactam)/ピペラシリン(piperacillin)を1回4.5g,1日3回,30分間で点滴静注する.原因菌のMICが64μg/mLの場合,%TAMは31.4%となる.

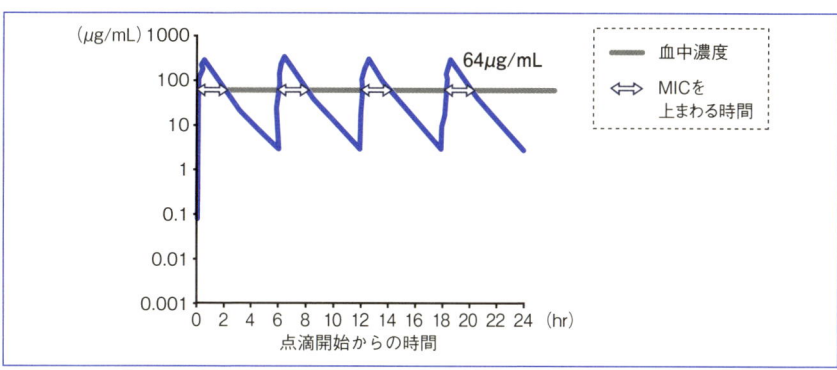

タゾバクタム(tazobactam)/ピペラシリン(piperacillin)を1回4.5g,1日4回,30分間で点滴静注する.原因菌のMICが64μg/mLの場合,%TAMは42.5%となる.

(富山化学,資料)

> **Notice!**
> 薬剤の濃度がMICを若干超える程度のものでは,菌と接触したときに耐性菌を誘導しやすい危険性もあるため,たとえば持続点滴静注などの投与法はあまり好ましくない.

> **CHECK!**
> どのような方法をとっても,原因菌のその薬剤に対するMICがきわめて高い高度耐性菌では,%TAMが目標値まで到達することは困難であり,その場合には薬剤を変更すべきである.

β-ラクタマーゼ阻害薬配合の意味

　ペニシリン系薬は殺菌作用に優れ，多くの原因菌に対して高い抗菌活性を示す．しかし，菌がペニシリナーゼのようなβ-ラクタマーゼを産生すると加水分解されて抗菌活性を失ってしまう．そのため，β-ラクタマーゼ阻害薬をペニシリン系薬に配合すれば，そうしたβ-ラクタマーゼ産生菌に対しても再び抗菌活性を認めるようになる．

　現在，わが国で使用できるβ-ラクタマーゼ阻害薬は3種類ある．①クラブラン酸(clavulanic acid)はペニシリンに類似した構造を有しており，class AとDのβ-ラクタマーゼには強い阻害活性を認めるが，class BとCには無効である．経口薬として，アモキシシリン(amoxicillin)とクラブラン酸を2：1の割合で配合した薬剤が成人では使用され，小児では14：1の割合で配合した薬剤を使用することができる．②スルバクタム(sulbactam)はペニシリン母核より合成されたペニシラン酸スルホン誘導体で，class AとDのβ-ラクタマーゼに対して強い阻害活性を示し，class Cには弱い阻害活性があり，class Bには無効である．経口薬ではアンピシリン(ampicillin)とスルバクタムがエステル結合したスルタミシリン(sultamicillin)があり，注射薬ではアンピシリンとスルバクタムを2：1の割合で配合した薬剤が使用可能である．③タゾバクタム(tazobactam)はペニシリン母核より合成されたペニシラン酸スルホン誘導体で，class AとDに対して強い阻害活性を認め，class Cに対しても阻害活性がある．阻害活性を認めるβ-ラクタマーゼはスルバクタムとほぼ同じであるが，阻害活性はやや高いとされる．現在，わが国ではピペラシリン(piperacillin)とタゾバクタムを8：1の割合で配合した薬剤が使用可能である．

　このように，β-ラクタマーゼ阻害薬を配合することによって，ペニシリナーゼを産生するメチシリン感受性黄色ブドウ球菌(MSSA)にも抗菌活性を認め，β-ラクタマーゼ産生菌が多くを占めるグラム陰性菌である *Klebsiella* や *Moraxella catarrhalis*，あるいは *Haemophilus influenzae* にも有効となる．

タゾバクタム(tazobactam)による β-ラクタマーゼ阻害

作用機序

ピペラシリン(piperacillin)はグラム陽性菌・グラム陰性菌に対し，細菌細胞壁の合成を阻害して溶菌させる．

ピペラシリンは最小発育阻止濃度(MIC)またはそれに近い濃度で殺菌的に作用するが，細菌が β-ラクタマーゼを産生すると分解され作用が低下する．これに対しタゾバクタムは細菌が産生する β-ラクタマーゼと複合体を形成し，β-ラクタマーゼを不可逆的に不活性化させる．これにより PIPC は β-ラクタマーゼによる分解を受けることなく，その作用点であるペニシリン結合タンパク(PBP)に到達し，β-ラクタマーゼ産生菌に対しても抗菌活性を発揮する．

タゾバクタムによるβ-ラクタマーゼ阻害の模式図

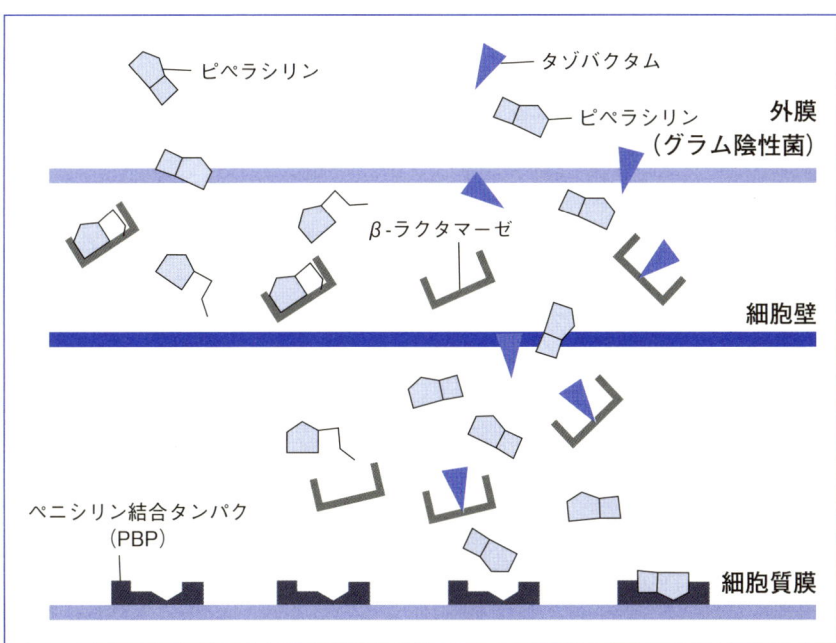

(富山化学，資料)

> **!Notice!**
> 嫌気性菌として最も多い Bacteroides fragilis に対しても，β-ラクタマーゼ阻害薬を配合したペニシリン系薬は優れた抗菌活性を示す．

抗菌薬を知りつくす

ペニシリン系薬

ペニシリンは最も安全な抗菌薬

　ペニシリン系薬はこれまで臨床使用された症例が最も多く，そのため多くの**副作用はすべて既知のものであり，新たな副作用が今後出現することはまず考えられない**．そのことから，最も安全に使用できる薬剤であるといえる．たとえば，妊婦に対しても使用できる抗菌薬としては第1選択となっている．

　ペニシリン系薬の副作用として**最も注意を要するものはアレルギーである．なかでも即時型IgEが関与するⅠ型アレルギーはその筆頭といえる**．投与前の問診によってこれまでの薬歴やアレルギー歴をきくことはもちろんであるが，それも初めて投与する患者や患者の曖昧な記憶などによって，必ずしもリスクを払拭することはできない．そのため，ペニシリン系薬の投与に際しては，初回投与中と投与後数日は注意深い観察が必要となる．そのほかには，**時にStevens-Johnson症候群が全身性の致死的な副作用として出現することがある．**

　ペニシリン系薬はカリウム塩やナトリウム塩の製剤として患者に投与されるため，**腎不全や心不全の患者では電解質バランスに影響することが考えられる**．そのため，大量のペニシリン系薬をこのような患者に点滴静注する際には，電解質に十分注意しなければならない．また，肝臓で代謝され胆汁中に排泄されるものも一部にはあるが，ペニシリン系薬の多くは腎尿細管で代謝され，腎臓から排泄される．そのため，プロベネシド（probenecid）の併用によって，ペニシリン系薬の血中濃度の上昇，半減期の延長，尿中への排泄の遅延が生じる．その他の副作用としては溶血性貧血，好中球減少症，血小板減少症，間質性肺炎，薬剤性発熱などがあるが，頻度は決して高くない．

> **Notice!**
> 伝染性単核球症の患者では，ペニシリン系薬の投与に伴って高頻度に斑点状丘疹が出現する．このような患者では投与禁忌とされている．

ペニシリン系薬の副作用

- アレルギー反応
  ……▶ ペニシリンショック

- Stevens-Johnson症候群

- 腎機能障害
  ……▶ 腎排泄性
  ……▶ 電解質バランス

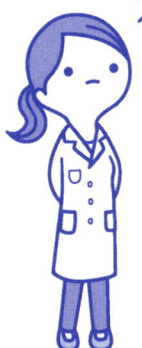

ペニシリン系薬は抗菌薬のなかでも比較的安全な薬ですよね．

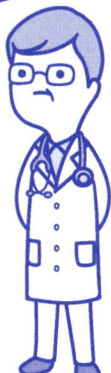

でも，これらの副作用には十分注意しましょう．とくに初回投与時には注意深い観察が必要です．

抗菌薬を知りつくす

セフェム系薬

セフェム系"第何世代"とはどんな意味？

　セフェム系薬は化学構造上ペニシリン系薬と同じβ-ラクタム系薬とされる．しかし，ペニシリン系薬と異なってそれぞれの薬剤を第1世代から第4世代に分類して考えられている．また，化学構造上の違いから，オキサセフェム系薬を含むセファマイシン系薬とその他のセフェム系薬に分けることもある．

　第1世代から第4世代までのセフェム系薬の分類は，抗菌活性の違いによるところが大きいが，抗菌活性は厳密にはそれぞれの薬剤によって若干違いがあるため，抗菌活性の違いよりも開発された時代によって分類されていると考えたほうがよい．第1世代より第2世代がより新しく開発されたもので，第4世代が最も新しい薬剤と考えてよい．とはいえ，抗菌薬の開発は耐性菌とのイタチごっこである．その時代の抗菌薬では抗菌活性や臨床効果が得られない原因菌や感染症を治療する目的で研究・開発されるため，世代が異なるセフェム系薬では，結果的に，その薬剤がカバーできる原因菌や感染症が異なってくる．

　第1世代のセフェム系薬はセファゾリン（cefazolin）やセファレキシン（cefalexin）に代表される薬剤であり，腸球菌以外のグラム陽性菌に対して優れた抗菌活性を有している．なかでも黄色ブドウ球菌に対するペニシリン系薬の選択肢が限られているわが国では，その治療の中心的な役割を果たしてきた．第2世代はセフォチアム（cefotiam）やセファクロル（cefaclor）などのセフェム系薬と，セフメタゾール（cefmetazole）などのセファマイシン系薬に分けられる．第1世代よりグラム陰性菌に対して抗菌活性が高くなり，さらにセフメタゾールでは*Bacteroides*属などの嫌気性菌にも抗菌活性を有している．第3世代はセフトリアキソン（ceftriaxone）やセフタジジム（ceftazidime），セフジトレン（cefditoren）など多くの薬剤があり，さらにグラム陰性菌に対する抗菌活性が高くなった．そのなかには緑膿菌にも抗菌活性を認める薬剤がある．第4世代はセフェピム（cefepime）やセフォゾプラン（cefozopran）など嫌気性菌に対して抗菌活性が低いことを除けば，カルバペネム系薬と同じ広域スペクトルな抗菌活性を有する薬剤である．

セフェム系の世代別でみた特徴

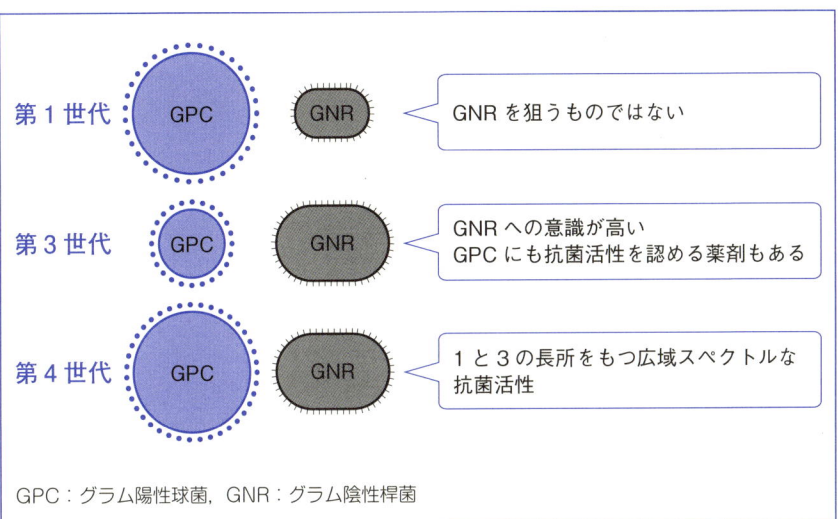

GPC：グラム陽性球菌，GNR：グラム陰性桿菌

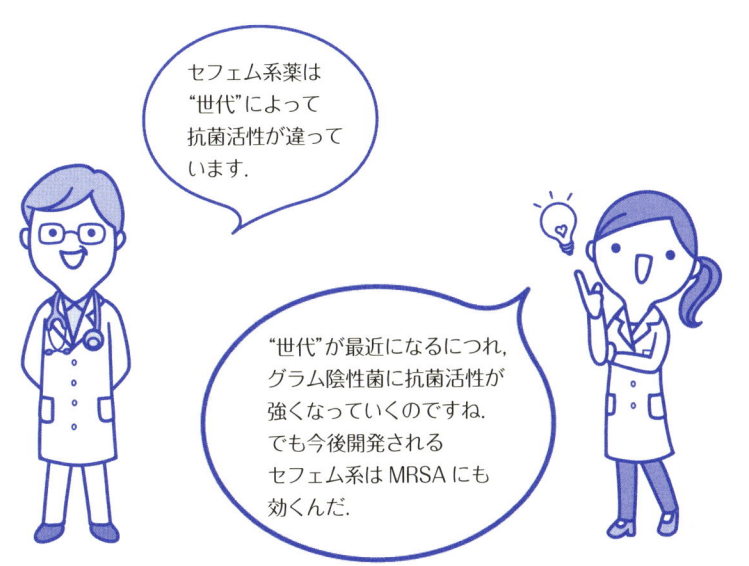

chapter 2-2　セフェム系薬

経口セフェム系薬は投与量に気をつけろ

　経口セフェム系薬も，注射用セフェム系薬と同様に第1, 2, 3世代と分類される（第4世代にあたる経口セフェム系薬はない）が，それは便宜上のもので，**緑膿菌に対して抗菌活性を有する薬剤はなく，またセファマイシン系薬のように嫌気性菌に有効な薬剤もないため，経口セフェム系薬を世代別で使い分けることはあまり意味がない．**さらに，経口セフェム系薬はこの十数年間，新薬の開発がなく，第1, 2世代のものはあまり使用されなくなってきた．

　セファレキシン（cefalexin）に代表される第1世代経口セフェム系薬は，さまざまなグラム陽性球菌に対して抗菌活性を有している．ペニシリナーゼに比較的安定であるため，メチシリン感受性黄色ブドウ球菌（MSSA）やA群溶連菌による上気道感染症に有効である．第2世代経口セフェム薬は，第1世代の抗菌活性に加えて，*Haemophilus influenzae* にも抗菌活性を有するため，呼吸器感染症に有効と考えられる．代表的な薬剤には，セファクロル（cefaclor）やセフォチアム-ヘキセチル（cefotiam-hexetil）がある．抗菌スペクトルからは，外来の呼吸器感染症患者に有効のように思えるが，現在ではペニシリン耐性肺炎球菌（PRSP）や，β-ラクタマーゼ非産生アンピシリン耐性インフルエンザ菌（BLNAR）などに無効であり，使用される機会も少なくなった．第3世代経口セフェム薬にはセフジニル（cefdinir），セフジトレン-ピボキシル（cefditoren-pivoxil），セフカペン-ピボキシル（cefcapene-pivoxil）などの薬剤があり，第2世代よりさらにグラム陰性菌に優れた抗菌活性を有している．しかし，緑膿菌に有効な薬剤はない．

　このように**経口セフェム系薬はさまざまな感染症の治療に使いやすい薬剤であるように思えるが，その投与量に問題をもっている．**第2, 3世代の経口セフェム系薬は，第1世代に比べて常用量が少なく設定されている．組織移行の面からみると第1世代は比較的吸収がよく，1回500mgを1日3回経口投与したとき，最高血中濃度は5〜10μg/mLに達していた．しかし，第2, 3世代では常用量が低く設定され，多くの薬剤は1回100mgを1日3回経口投与する投与法のため，十分な血中濃度が維持できない．

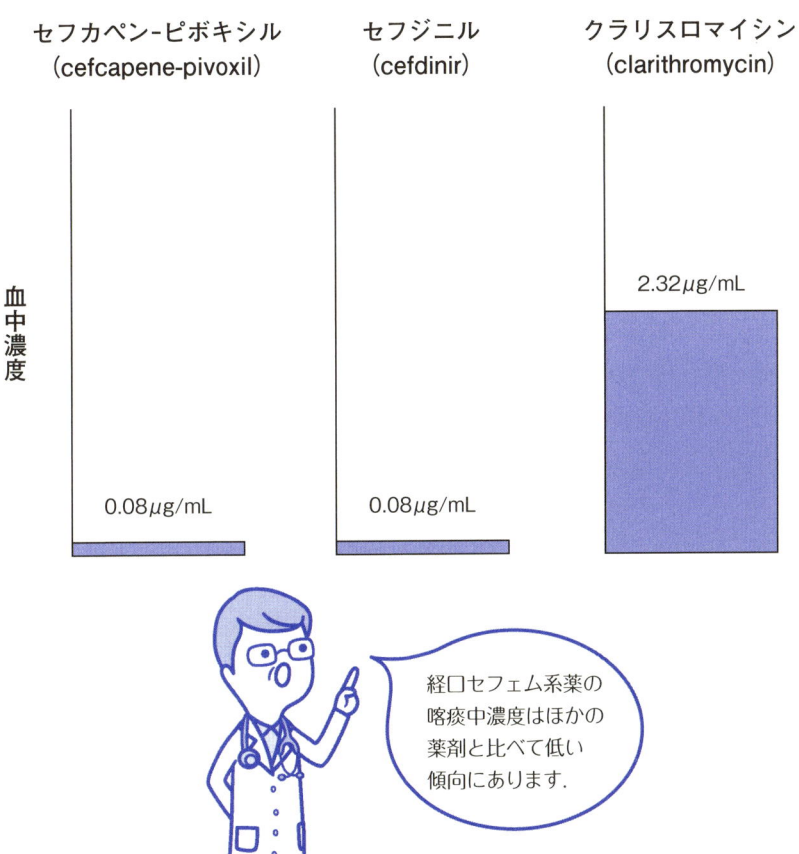

経口抗菌薬投与時の喀痰中濃度

経口セフェム系薬の喀痰中濃度はほかの薬剤と比べて低い傾向にあります．

Notice!
第2，3世代の経口セフェム系薬は喀痰など気道分泌物や肺への組織移行性もきわめて悪く，十分な血中濃度が維持されないときには組織中濃度はさらに低くなり，呼吸器感染症では期待するような臨床効果が得られないことになる．

CHECK!
経口セフェム系薬の投与量が低くなった理由は，開発時にはPK/PD理論から導かれた投与量が設定されなかったこと，さらに臨床的評価には，有効性とともに安全性の確保が求められるなど，開発の経緯があると考えられる．

chapter 2-3 セフェム系薬

注射用セフェム系薬は世代と使い方に注意

抗菌薬を知りつくす

　注射用セフェム系薬も経口セフェム系薬と同様に，新しい薬剤の開発が停滞している．そのため，開発当時は抗菌活性を有していた菌に対しても，その後耐性菌が増加し，臨床的な有効性が低下しつつある．

　第1世代セフェム系薬はペニシリナーゼを産生する黄色ブドウ球菌に対して第1選択薬と考えられてきた．黄色ブドウ球菌が原因菌のことが多い皮膚軟部組織感染症や，術後創部感染症の治療薬として有効であるが，第1世代は髄液には移行しないため，黄色ブドウ球菌が原因菌の髄膜炎には無効であることには注意が必要である．

　第2世代は，セファロスポリン（cephalosporin）とセファマイシン（cephamycin）では臨床的に有効な感染症が異なってくる．大まかには，**セファロスポリンは「横隔膜より上の感染症」の治療薬であるのに対して，セファマイシンは「横隔膜より下の感染症」にも有効な治療薬とみなされている**．

　さらに，第3世代は，緑膿菌に抗菌活性があるか否かで対象となる感染症が異なってくる．緑膿菌に抗菌活性がない薬剤は，市中肺炎や，軽症〜中等症の院内肺炎にある程度有効だが，慢性気道感染症の急性増悪時や重症の院内肺炎では，緑膿菌に抗菌活性を有する第3世代セフェム系薬の出番となる．ただし，*Bacteroides*属などの嫌気性菌には抗菌活性がないため，そのような感染症ではクリンダマイシン（clindamycin）などの薬剤を併用する．

　第4世代は嫌気性菌に対する抗菌活性を除くと，カルバペネム系薬と同じように広域スペクトルの抗菌活性を示す薬剤である．第4世代セフェム系薬が最も適した感染症は，発熱性好中球減少症の経験的治療と思われる．

　注射用セフェム系薬は時間依存性の薬剤であり，PK/PDの理論から，投与量を増やすより投与回数を増やすことがより臨床的に有効であることが示されている．

世代別 注射用セフェム系薬の使い方

第1世代
セファゾリン（cefazolin）など
↳術後創部感染予防や皮膚軟部組織感染症

第2世代
セフォチアム（cefotiam）など
↳中等症までの市中肺炎（ただし現在では無効例も多いため，他の薬剤を選択すべき）

第3世代
セフトリアキソン（ceftriaxone）
↳中等症までの市中肺炎や軽度の院内肺炎

第4世代
セフェピム（cefepime）
↳発熱性好中球減少症

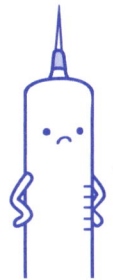
時代の変化とともに注射用セフェム系薬の出番はなくなりつつあります．

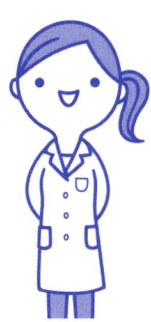
でもESBLsにはセファマイシン系薬の一部が有効など，新しい耐性菌に有効な薬剤もあるのよね．

! Notice!
パラメーターとしては%TAM（time above MIC）の値が重要となるが，1日の投与量を分割して投与回数を増やしたときは，血中濃度が低くなり最小発育阻止濃度（MIC）に到達しない場合もあるため，耐性菌の治療に関しては，投与回数を増やしても有効性が期待できないことに注意が必要である．

chapter 2-4 セフェム系薬

セフェム系薬選択時には耐性菌を念頭に

　セフェム系薬が優れた抗菌活性を認める菌種は，第1世代から第4世代まで，それぞれの世代のセフェム系薬で違いがある．そのため，その薬剤がどの世代のセフェム系薬にあたるかを知っておく必要がある．単純化すれば，**第1世代に近いほどグラム陽性菌に対して優れた抗菌活性をもち，第4世代に近いほどグラム陰性菌により強い抗菌活性を有するといえる**．わが国では抗菌薬の中心的薬剤として多くのセフェム系薬が臨床使用されてきたが，近年，新しい薬剤が開発されず，薬剤耐性菌の問題が生じている．したがって，**セフェム系薬を選択するときには，むしろ耐性菌を念頭に置くことが重要になる．**

　薬剤耐性菌のなかで最も代表的なものはメチシリン耐性黄色ブドウ球菌（MRSA）である．MRSAは本来ペニシリン系薬に耐性を示すブドウ球菌であるが，同時にセフェム系薬にも耐性となる．その理由としては，ペニシリン系薬と同様に，セフェム系薬の作用点もペニシリン結合タンパク質（PBPs）であり，そのPBPsが変異したMRSAでは耐性となること，さらに，変異したPBPはブドウ球菌がセフェム系薬に接触することによって誘導され，耐性化が進むことが示されている．

　最近ではさらに，β-ラクタマーゼ産生菌によるセフェム系薬の耐性菌が問題となっている．β-ラクタマーゼは，セフェム系薬を加水分解して，作用点であるPBPsに到達する前に薬剤を不活化する酵素である．β-ラクタマーゼはその分解する基質の違いからいくつかに分類されているが，**最近，基質拡張型β-ラクタマーゼ（ESBL）産生菌が臨床的に問題となっている．**ESBLは本来β-ラクタマーゼに安定である第3，4世代セフェム系薬も加水分解する酵素であり，大腸菌や*Klebsiella*属などの腸内細菌が産生し，耐性化することが多い．ESBL産生菌で注意すべきことは，細菌検査の薬剤感受性成績が仮に感受性（S）であっても，臨床的には無効であることが多いこと，また院内感染として接触感染によってそのような耐性菌が広がれば，その医療施設におけるセフェム系薬の臨床効果が低くなってしまうことである．

主要なβ-ラクタマーゼの大まかな分類

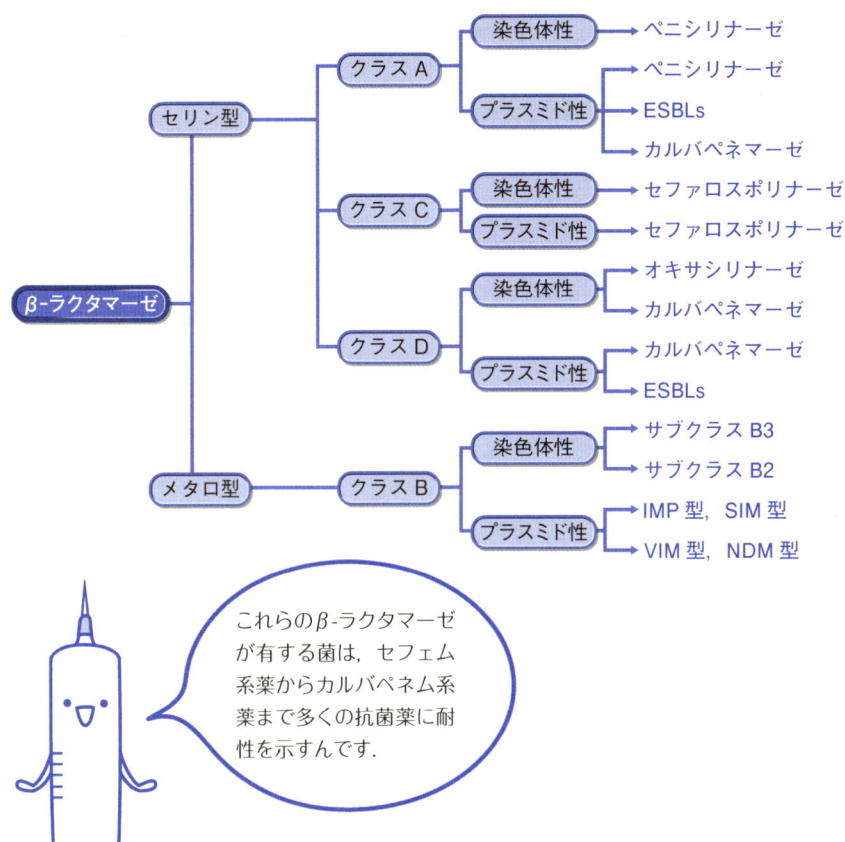

> これらのβ-ラクタマーゼが有する菌は，セフェム系薬からカルバペネム系薬まで多くの抗菌薬に耐性を示すんです．

CHECK!

かつて外科手術の際に多くのセフェム系薬が感染予防として使われたことが，わが国における MRSA 蔓延の一因といわれている．

Notice!

カルバペネム系薬は ESBL 産生菌に対しても臨床的に有効であるため，そうした耐性菌による感染症が疑われる場合は，適切な抗菌薬の選択とともに院内感染対策を行うことが重要である．

chapter 2-5 セフェム系薬

術前，術後の使い方

　外科医にとって，術後感染症は最も避けたい合併症の一つである．仮に手術がうまくいっても，術後感染症の管理が不十分では，そのことによって患者の生命を失うこともある．したがって，術後感染症を予防するため，術前に抗菌薬の投与が行われる．しかし，これまでに広域スペクトルの抗菌薬が漫然と投与され，メチシリン耐性黄色ブドウ球菌（MRSA）や，薬剤耐性緑膿菌などの耐性菌を作り出したことの反省から，近年はターゲットとなる原因菌を絞り，その原因菌に対して抗菌活性が高い薬剤を，適切な量と期間で投与することによって，術後感染症を予防しつつ，耐性菌を生み出さないように工夫されている．**術後感染症予防のために使用する抗菌薬は，手術の部位や手術方法によって判断・選択する必要がある．**

　手術の分類には，清潔手術，準清潔手術，汚染・感染手術があり，手術部位では上部消化管，下部消化管，胆道系などに区別される．このように，手術方法や手術部位によって抗菌薬を使い分ける理由は，それぞれ術後感染症の原因菌が異なってくるためである．セフェム系薬は術後感染症の予防で使用される中心的な抗菌薬であり，たとえば，胸部外科や上部消化管外科の術後では，主にグラム陽性菌をターゲットとした第1世代セフェム系薬であるセファゾリン（cefazolin）などを選択する．下部消化管や肝・膵の準清潔手術の術後は，主に腸内細菌に広く抗菌活性を有する第2世代セフェム系薬のセフメタゾール（cefmetazole）などが選択される．ただし腹腔鏡下胆嚢摘出術では，術後感染症の発症率がきわめて少ないため，セファゾリンでも十分である．汚染・感染手術の場合は，さらに抗菌スペクトルが広くかつ抗菌活性に優れた第3世代以降のセフェム系薬であるセフォゾプラン（cefozopran）やオキサセフェム系薬であるフロモキセフ（flomoxef）など，グラム陰性菌や *Bacteroides* 属とともにグラム陽性菌にも抗菌活性を有する薬剤が選択される．

推奨される抗菌薬(JAID/JSC 感染症治療ガイド)

手術領域	第1選択	第2選択
心臓・血管外科	CEZ	—
胸部外科	CEZ	—
食道・胃・十二指腸	CEZ	—
胆管	CEZ または PIPC	CTM
結腸・直腸	CMZ または FMOX	SBT/ABPC
虫垂	CMZ または FMOX	SBT/ABPC
副鼻腔・咽頭	CEZ＋CDLM または SBT/ABPC	—
脳神経	CEZ	—
産婦人科	CEZ または FMOX	—
整形外科	CEZ	SBT/ABPC

CEZ(セファゾリン)，PIPC(ピペラシリン)，CTM(セフォチアム)，CMZ(セフメタゾール)，FMOX(フロモキセフ)，SBT/ABPC(スルバクタム/アンピシリン)，CDLM(クリンダマイシン)

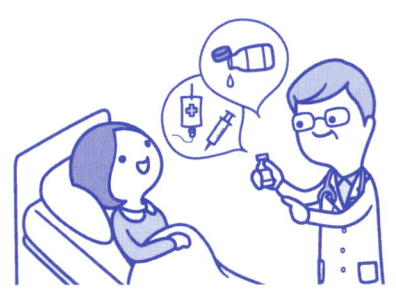

最近は内視鏡下手術の技術向上に伴って，術後感染症の危険はきわめて低くなりつつあります．

! **Notice!**

投与開始時期としては，血中濃度や組織内濃度が最高値となる時間帯を考慮すると，手術開始直前が最も有効であり，手術が血中半減期の2倍(約3時間)を越えるような長時間に及ぶときには，術中に追加投与を行う．投与期間は手術の侵襲度の違いによって一概に規定できないが，術後3〜4日以内の投与が望ましいと考えられていたが，現在では術後48時間(2日以内)が推奨されている．

抗菌薬を知りつくす

セフェム系薬

セフェム系薬，こんな感染症にはよく効く

　セフェム系薬は十数年前までは，感染症治療の中心的な薬剤であり，次々に新しい薬剤が開発され，臨床使用されてきた．しかし近年，新薬の開発は停滞し，これまで多くのセフェム系薬が使用されたことによる耐性菌の蔓延を考えると，感染症治療におけるセフェム系薬の必要性は次第に低くなりつつある．しかしながら，耐性菌を除けばいまだ多くの原因菌に対して優れた抗菌活性を有しており，さらにこれまで多くの臨床経験から確認されている安全性を考えると，セフェム系薬が活躍できる感染症を認識して使用すれば，十分な臨床効果が期待できる．

　皮膚軟部組織感染症は黄色ブドウ球菌が原因菌となることが多く，その場合は第1世代セフェム系薬が有効である．しかし，近年は院内感染のみならず，市中感染の皮膚軟部組織感染症でも，メチシリン耐性黄色ブドウ球菌（MRSA）が原因菌となることがあるため，その場合にはいずれのセフェム系薬も無効である．急性咽頭炎は多くがウイルス性であるが，溶連菌による細菌感染症の場合は抗菌薬を投与する．第1選択はペニシリン系薬であるが，第1世代あるいは第2世代セフェム系薬でも同様の臨床効果が期待できる．しかし，急性咽頭炎における経口セフェム系薬の乱用が今日のペニシリン耐性肺炎球菌（PRSP）の蔓延を招いた一因とされており，ウイルス感染症への使用は厳に慎むべきである．

　胆道感染症では，胆汁への移行が優れた第3世代セフェム系薬の一部が好んで使用される．しかし，セフェム系薬の多くは投与量が少なく設定されており，胆汁への移行がよいとはいっても実際には十分な薬剤濃度に到達していないことがある．さらに，腹腔内感染症の重要な原因菌である腸球菌には抗菌活性を認めないことには注意が必要となる．

　単純性尿路感染症や腎盂腎炎は大腸菌が原因菌となることが多く，これまでキノロン系薬が多く使用されてきた．そのため，キノロン系薬に耐性を示す大腸菌が増加したことから，セフェム系薬が有効となっている．第3世代セフェム系薬は大腸菌などグラム陰性菌に優れた抗菌活性を有している．

セフェム系薬の利点と欠点

○ 利点
- 多くの種類の薬剤があり，抗菌活性も多彩
- これまでの多くの使用経験によるエビデンス
- 優れた安全性

× 欠点
- さまざまな耐性菌の増加
- わが国における少ない投与量

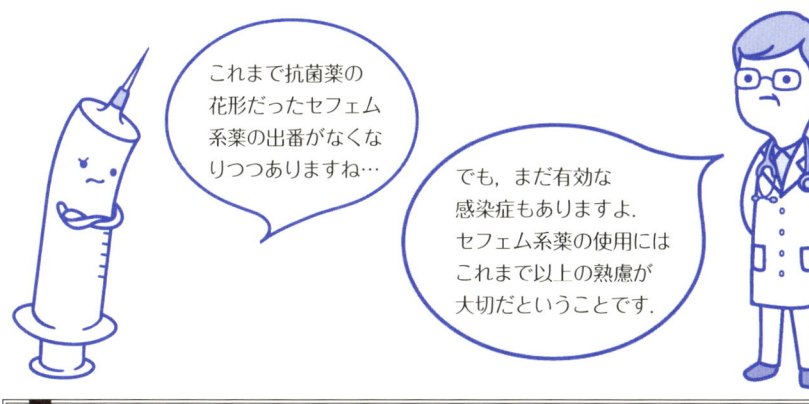

> これまで抗菌薬の花形だったセフェム系薬の出番がなくなりつつありますね…

> でも，まだ有効な感染症もありますよ．セフェム系薬の使用にはこれまで以上の熟慮が大切だということです．

!Notice!

市中肺炎ではセフェム系薬の臨床的有用性は次第に低くなっている．その理由として，ペニシリン耐性肺炎球菌(PRSP)やβ-ラクタマーゼ非産生アンピリシン耐性インフルエンザ菌(BLNAR)など主要な原因菌での耐性菌が増加していること，さらに本来マイコプラズマやクラミドフィラには抗菌活性を有していないことがある．また，院内肺炎においても緑膿菌に対して抗菌活性を有している第4世代セフェム系薬の一部は有効であるが，*Klebsiella*属などのESBL産生菌や薬剤耐性緑膿菌(MDRP)には無効である．

➔ CHECK!

大腸菌ではわが国でもESBL産生菌が増加しつつあり，今後の動向によっては有効性が低くなる可能性もある．さらに，発熱性好中球減少症(FN)においては緑膿菌に対して抗菌活性がある第4世代セフェム系薬にアミノ配糖体を併用することが有効である．

chapter 2-7 セフェム系薬

セフェム系薬は比較的安全な薬剤

　セフェム系薬は他の抗菌薬と比較して副作用の少ない薬剤である．このことが，わが国で好んでセフェム系薬が使用される大きな理由の一つである．経口薬は，注射薬とは違い投与中の観察ができないため，副作用が多い薬剤は外来診療では使用しにくい．その点，**経口セフェム系薬は副作用が少ないため，外来診療においても比較的安心して処方できる特長がある**．他方わが国では，安全性から，セフェム系薬は投与量が低く設定されている．そのため，たとえば気道感染症の治療では，本来気道への移行が不十分なセフェム系薬が，さらに投与量も十分ではないまま処方され，臨床効果が期待できない実情にもなっている．

　セフェム系薬もペニシリン系薬と同様にⅠ型アレルギーによるアナフィラキシー反応を認めることがあるが，ペニシリン系薬に比較してβ-ラクタム環が開環する必要がないことから，その頻度はより低い．また，セフェム系薬によるアレルギー反応には血漿中のハプテンが関与するとされているため，投与前の皮内反応でアレルギーをすべて予測できるとは限らない．その他の副作用として，投与中にASTやALTの上昇を伴う肝機能障害を認めることがあるが，休薬することによって多くの例では正常化する．また，急性尿細管障害による腎機能障害を認めることもあるが，他の薬剤と比較して際だって多いものではない．

　セフェム系薬に特有の副作用としては，アルコールとの同時摂取により，頻脈，嘔吐，顔面紅潮，めまいなどの症状がでる場合がある．アセトアルデヒド脱水酵素阻害作用によるアンタブース作用が原因とされるため，セフェム系薬を服用中は飲酒を控える必要がある．

わが国における経口抗菌薬の使用状況

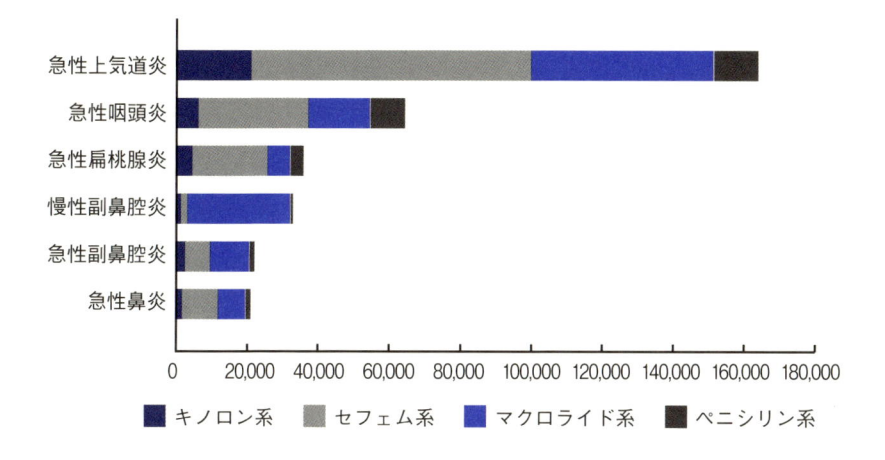

グラフ:
- 急性上気道炎
- 急性咽頭炎
- 急性扁桃腺炎
- 慢性副鼻腔炎
- 急性副鼻腔炎
- 急性鼻炎

横軸: 0 – 180,000

凡例: ■ キノロン系　■ セフェム系　■ マクロライド系　■ ペニシリン系

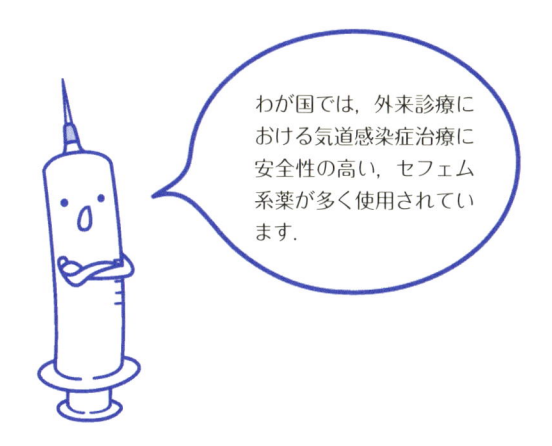

> わが国では，外来診療における気道感染症治療に安全性の高い，セフェム系薬が多く使用されています．

→ CHECK!

セフトリアキソン(ceftriaxone)はカルシウム含有製剤と配合変化を来すため，同じ点滴ルートから投与しないこと，さらに，第3世代セフェム系薬の一部には，その側鎖がビタミンK依存性凝固因子の阻害により出血傾向を来すことがあるため注意が必要となる．

chapter 3-1 アミノ配糖体

アミノ配糖体を再評価する

　アミノ配糖体は，抗菌薬のなかでは古くからある薬剤であるが，近年はアミノ配糖体の新薬が開発されないため，感染症治療薬としての位置づけは時とともに低いものとなっている．そして，腎毒性や耳毒性などの副作用が問題となったことから，さらに使用頻度が減少した．しかし，アミノ配糖体に限らず新規の抗菌薬の開発が著しく停滞している現在，耐性菌の増加などを考えあわせると，アミノ配糖体の価値を見直し，適切に使用すれば今でも感染症治療の強力な武器の一つとなることは間違いない．

　アミノ配糖体は1944年にワクスマン（S.A.Waksman）が発見したストレプトマイシン（streptomycin）に始まる．この発見には，後にノーベル医学生理学賞が授与された．アミノ配糖体はアミノ基を有する6員環構造を基本骨格とするアミノシクリトール（aminocyclitol）に2つ以上の糖が結合した化学構造を有している．ただし，スペクチノマイシン（spectinomycin）のみは例外的に糖をもっていない．

　その抗菌活性は，陽性に荷電したアミノ配糖体が陰性に荷電した細菌細胞壁に結合し，その構造を脆弱化する．さらに細胞内に薬剤が到達して30Sリボゾームに結合し，細菌のタンパク合成を阻害するものである．このような複合的な抗菌活性によりアミノ配糖体は細菌に対して強い殺菌作用を示す．古い薬剤ではあるが，優れた殺菌作用をもつアミノ配糖体は，抗菌活性において，むしろ他の抗菌薬よりも優れている．そして，他の抗菌薬に比べて耐性菌を作りにくい薬剤であると考えられている．

主なアミノ配糖体

ストレプトマイシン
(streptomycin)

ゲンタマイシン
(gentamicin)

アルベカシン
(arbekacin)

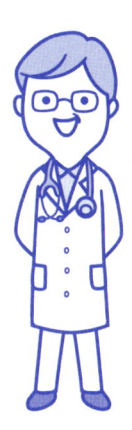

アミノ配糖体は臨床使用されることが少なくなってきましたが，その特性をいかして使えばまだまだ有効です．

新しい抗菌薬が開発されない今こそ，アミノ配糖体の力が試されているんですね．

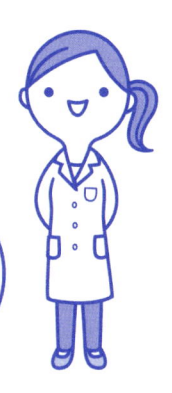

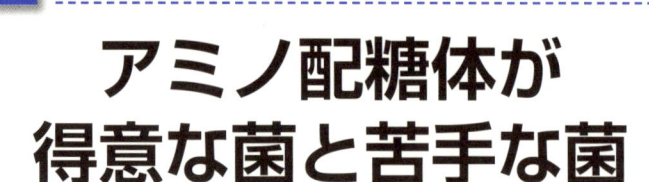

chapter 3-2 アミノ配糖体

アミノ配糖体が得意な菌と苦手な菌

　多くのアミノ配糖体は，グラム陰性菌に対して優れた抗菌活性を示し，大腸菌，*Klebsiella* 属，*Proteus* 属，*Serratia* 属，*Enterobacter* 属などのいわゆる腸内細菌に対して優れた抗菌活性を認める．さらに，ゲンタマイシン（gentamicin），トブラマイシン（tobramycin），イセパマイシン（isepamicin）などのアミノ配糖体は緑膿菌にも抗菌活性を有しており，グラム陰性菌には広い抗菌スペクトルをもつ薬剤である．また，グラム陽性菌に対してはブドウ球菌に対して抗菌活性を有しており，なかでもアルベカシン（arbekacin）はメチシリン耐性黄色ブドウ球菌（MRSA）にも有効な薬剤である．

　スペクチノマイシン（spectinomycin）は，淋菌に対して優れた抗菌活性を有している．ストレプトマイシン（streptomycin）やカナマイシン（kanamycin）は，結核菌や非結核性抗酸菌などの抗酸菌に対しても抗菌活性が認められる．

　その一方で，アミノ配糖体は市中肺炎の原因菌として最も頻度が高い肺炎球菌や，咽頭炎の原因菌であるレンサ球菌などのグラム陽性菌には抗菌活性が弱い．また，グラム陽性の腸内細菌である腸球菌にも抗菌活性は認められない．さらにアミノ配糖体の細胞内への取り込みは嫌気状態では低下することが知られており，嫌気性菌に対してもアミノ配糖体は抗菌活性を示さない．

　アミノ配糖体はその優れた殺菌作用から，他の抗菌薬に比べて耐性菌を作りにくい薬剤とされてきた．しかし，アミノ配糖体に対しても，薬剤不活化酵素の産生，薬剤の取り込みの低下，リボゾーム結合部位の変異，薬剤の細胞外への排出などの耐性機序から耐性菌が生まれる．臨床的には薬剤不活化酵素の産生による耐性菌が最も多いが，淋菌や腸球菌などではリボゾーム結合部位の変異による耐性菌も認められる．

> **Notice!**
> アルベカシンは，保険適用菌種には含まれていないが，コアグラーゼ陰性ブドウ球菌や，緑膿菌などのグラム陰性菌にも抗菌活性がある．

有効な菌，無効な菌

◯ アミノ配糖体が有効な菌

- ゲンタマイシン，トブラマイシン，イセパマイシン
  ↳ 腸内細菌（グラム陰性）
  　緑膿菌
- アルベカシン
  ↳ MRSA
- スペクチノマイシン
  ↳ 淋菌
- ストレプトマイシン，カナマイシン
  ↳ 結核菌，非結核性抗酸菌

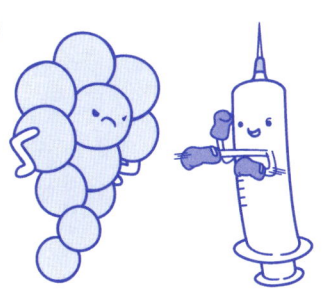

✕ アミノ配糖体が無効な菌

- 腸球菌
- 嫌気性菌
- 肺炎球菌
- レンサ球菌

> **CHECK!**
> アミノ配糖体は，単独では抗菌活性を認めないレンサ球菌や腸球菌に対して，ペニシリン系薬と併用することによって抗菌活性をより高める相乗効果があることもユニークな点である．

chapter 3-3 アミノ配糖体

アミノ配糖体は投与方法と量に注意が必要

　アミノ配糖体は経口投与されても腸管からはほとんど吸収されない．また投与された薬剤はほぼ100％が未変化体として尿中に排出される．そのため，腎不全患者では，常用量を投与すると血中濃度がきわめて高くなるので，投与量を減らす必要がある．逆に，腸管から吸収されないことを利用して，腸管感染症の治療や腸管内殺菌を目的にアミノ配糖体の内服が行われる．さらに，アミノ配糖体は水溶性に優れ，刺激性がないため，胸腔内や髄腔内などに局所投与されることがある．しかし，抗菌薬の局所投与は耐性菌を誘導しやすいため，慎重に行うべきである．その他，ネブライザーを用いてアミノ配糖体を吸入する治療法も，気道感染症の患者で行われることがある．

　アミノ配糖体はそのPK/PDの理論から，臨床効果は最高血中濃度（C_{max}）に依存するとされている．分割投与より，1回の投与量を増やして投与回数を少なくすることが，より高い臨床効果を得るための投与方法と考えられている．その投与方法が，1日1回（once daily）投与法である．これまで多くのアミノ配糖体は，1日2〜3回の分割投与によって点滴静注あるいは筋注されてきた．しかし最近では，同じ1日の投与量であれば，1日1回の投与によって最高血中濃度をより高めることが可能となる．1日1回投与法は臨床効果を高めるばかりでなく，副作用も低減することが動物実験などからも明らかにされている．この投与法は，短時間に優れた殺菌効果を示すアミノ配糖体の薬剤特性を十分に生かした投与法である．

　アミノ配糖体は水溶性でタンパク結合率がきわめて低いため，1日投与量は細胞外液を考慮して，体重から決定される．

> **CHECK!**
> 肥満度が25％以上の患者では体重から換算された投与量では過剰となってしまうため，補正体重あるいは理想体重をもとに投与量を決定する必要がある．

アルベカシン1回200mg，1日1回投与と1日2回分割投与時の血清中濃度

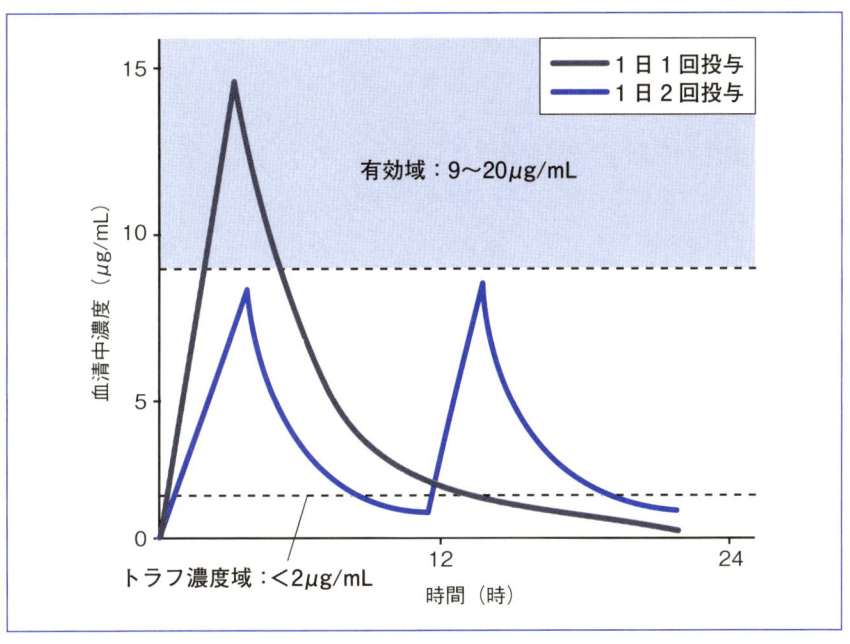

グラフ：縦軸 血清中濃度（μg/mL）、横軸 時間（時）
- 1日1回投与
- 1日2回投与
- 有効域：9〜20μg/mL
- トラフ濃度域：＜2μg/mL

（渡辺彰，藤村茂．抗菌薬PK-PD実践テクニック．東京：南江堂；2010．）

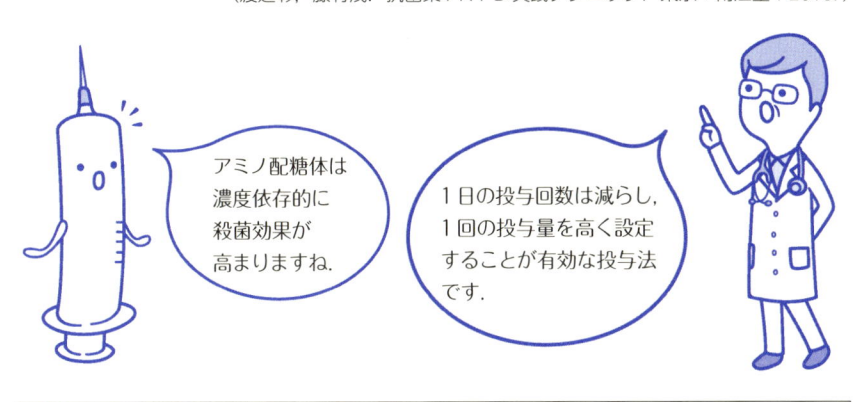

> アミノ配糖体は濃度依存的に殺菌効果が高まりますね．

> 1日の投与回数は減らし，1回の投与量を高く設定することが有効な投与法です．

Notice!
わが国おけるアミノ配糖体の投与量は，欧米の投与量に比べて体重あたりでもかなり低く設定されており，今後は見直す必要があると考えられている．

chapter 3-4 アミノ配糖体

アミノ配糖体はこう使え

　アミノ配糖体は，単独で感染症の治療に用いられることは少なくなっている．グラム陰性菌に対して優れた殺菌作用を有するアミノ配糖体は，尿路感染症から進展した敗血症や，腸管感染症に合併する敗血症などでは，ペニシリン系薬やセフェム系薬と併用して用いられる．また，一部のアミノ配糖体は緑膿菌に対して抗菌活性を有しており，院内肺炎や人工呼吸器関連肺炎など，緑膿菌が原因菌として重要な呼吸器感染症の治療に，β-ラクタム系薬と併用して用いられる．その他，緑膿菌が原因菌となる発熱性好中球減少症でも，抗緑膿菌活性を有するセフェム系薬とアミノ配糖体の併用が有効である．

　さらに，グラム陽性菌の感染症では，ブドウ球菌や腸球菌あるいはレンサ球菌が原因菌となる感染性心内膜炎の治療に際してペニシリン系薬と併用される．これは，アミノ配糖体を併用することによってペニシリン系薬の臨床効果がさらに高くなる相乗効果をねらったものであり，この際には1日1回の投与法ではなく，1日2〜3回の分割投与で使用する．

　特殊な感染症の治療としては，局所投与によるものがある．持続性腹膜透析関連腹膜炎の治療では，ゲンタマイシン（gentamicin）やトブラマイシン（tobramycin）などのアミノ配糖体が腹膜透析液とともに腹腔内に投与される．また，スペクチノマイシン（spectinomycin）は淋菌感染症に有効な薬剤であり，筋注による単回投与で治療が終了する．

!Notice!

アミノ配糖体は人工関節感染の置換術のときに骨セメントに混注されることがある．アミノ配糖体を含有したビーズを骨セメント内に混ぜることによって局所の抗菌薬濃度を高め，術後感染を予防する効果が期待されているが，耐性菌の誘導や，局所投与でも腎障害を認めることがあり，そのときには薬剤を除去できないなどの問題もある．

併用薬としてのアミノ配糖体の使い方

- **多剤耐性グラム陰性桿菌が危惧される敗血症**
  ↳ キノロン系薬＋アミノ配糖体

- **MRSAのリスクが低い感染性心内膜炎**
  ↳ β-ラクタマーゼ阻害薬配合ペニシリン系薬＋アミノ配糖体

- **PCGのMICが0.5μg/mL以上のレンサ球菌による感染性心内膜炎**
  ↳ ペニシリンG＋ゲンタマイシン

- **高リスクの患者に発症した発熱性好中球減少症**
  ↳ β-ラクタム系薬＋アミノ配糖体

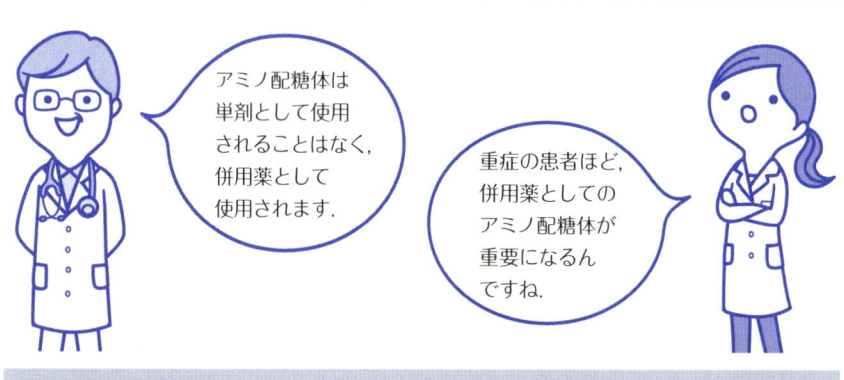

> アミノ配糖体は単剤として使用されることはなく，併用薬として使用されます．

> 重症の患者ほど，併用薬としてのアミノ配糖体が重要になるんですね．

👉 CHECK!

抗酸菌感染症の治療薬としてアミノ配糖体はいまでも重要な薬剤である．ストレプトマイシン（streptomycin）は抗結核薬として，エタンブトール（ethambutol）の代替薬として標準治療薬の一つであり，アミカシン（amikacin）は非結核性抗酸菌症の標準的な治療薬として，他の抗結核薬やクラリスロマイシン（clarithromycin）と併用投与される．

chapter 3-5 アミノ配糖体

TDMを活用しよう

　アミノ配糖体は，腎毒性や耳毒性などから他の抗菌薬に比べて使いにくいと考えられている．しかし，TDM（therapeutic drug monitoring）によって血中濃度の測定を行うことにより，アミノ配糖体は他の抗菌薬よりむしろ安全に使用できる薬剤である．

　TDMでは，血中濃度が最も高くなるピーク値と最も低くなるトラフ値を測定し，その値によって投与量の調整を行う．ピーク値はアミノ配糖体の臨床効果に関係し，トラフ値は腎毒性や耳毒性など副作用の発現防止に役立つ．実際の測定のタイミングは1日2回以上の投与法の場合は，投与してから3回目かそれ以降に行う．また，1日1回の投与法の場合は，維持量であれば適宜測定してかまわない．ピーク値は投与終了時から30〜45分で測定し，トラフ値は次回投与前30分以内に測定する．また，筋注で投与する場合は，ピーク値は投与1時間後に測定する．実際の臨床効果は，その感染症の原因菌に対して投与したアミノ配糖体の最小発育阻止濃度（MIC）に依存する．また長期間投与する際には3〜4日の間隔でTDMを実施する．アミノ配糖体はピーク値とトラフ値の濃度域である安全域が狭いため，たとえば投与初期には腎機能が正常で安全域が適切に設定された患者でも，投与中に何らかの影響で腎機能が悪化すれば，安全域を逸脱する投与量となってしまうことがあるため注意が必要となる．

　実際の測定値は，たとえばゲンタマイシン（gentamicin）であれば1日複数回投与のときにはピーク値を5〜8μg/mL，トラフ値を1〜2μg/mLに，1日1回投与ではピーク値が16〜24μg/mL，トラフ値が1μg/mL以下になるように投与量を設定する

主なアミノ配糖体の至適治療域血中濃度（μg/mL）

薬剤	複数回		単回	
	ピーク値	トラフ値	ピーク値	トラフ値
ストレプトマイシン	5〜20	＜5	56〜64	＜1
カナマイシン	20〜25	5〜10	56〜64	＜1
トブラマイシン	5〜8	1〜2	16〜24	＜1
アミカシン	20〜25	5〜10	56〜64	＜1
ゲンタマイシン	5〜8	1〜2	16〜24	＜1
ハベカシン			9〜20	＜2

（日本化学療法学会，抗菌化学療法認定医認定制度審議委員会編．抗菌薬適正使用生涯教育テキスト．東京：日本化学療法学会；2008．）

最近はチーム医療の一環として薬剤師の関与が重要となってきました．TDMを有効に使って適切な投与量，投与法を設定することは感染症治療の成否に大きく関与してきます．

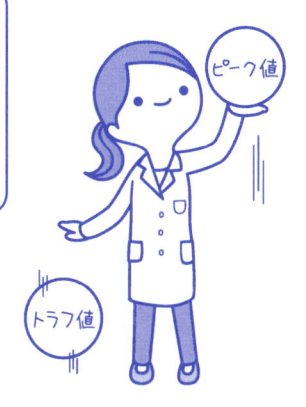

Notice!

アルベカシン（arbekacin）をMRSA感染症の治療に投与する場合は，1日1回の投与法として，ピーク値が9〜20μg/mL，トラフ値が2μg/mL以下になるように投与量を調整する．

chapter 3-6 アミノ配糖体

アミノ配糖体は腎毒性と耳毒性に注意

　アミノ配糖体は腎毒性や耳毒性など他の抗菌薬にみられない頻度の高い副作用があるが，逆にペニシリン系薬やセフェム系薬にみられるようなアレルギー反応を認めることは少なく，そのため投与前の皮内反応などを実施する必要はない．

　アミノ配糖体の腎毒性は投与症例の5～10％の頻度でみられるとの報告があり，典型的な例では，1週間以上のアミノ配糖体の投与でタンパク尿の出現，尿量の減少，BUNや血清クレアチニンの上昇などを認める．アミノ配糖体は近位尿細管への親和性が高いために腎毒性を認めやすいと考えられているが，多くの症例は可逆的で，薬剤の投与中止によって数週間の経過で改善するとされる．ただし，まれに投与数日で急性腎不全に至る例もあるため，腎機能には十分な注意が必要である．

　アミノ配糖体による耳毒性は，前庭神経障害によるめまい，眼振，嘔吐などの平衡機能障害と蝸牛神経障害による聴力障害が起こり，高音域の難聴が生じる．このような耳毒性は，腎毒性と異なり不可逆的で，投与を中止しても回復しないことも多いため，定期的に耳鼻科的検査を実施する必要がある．

　さらにアミノ配糖体の血中濃度がきわめて高くなった場合，神経筋接合部でのアセチルコリンの遊離を抑制し，重症筋無力症に似た症状がみられることがあり，重症例では嚥下障害や呼吸筋障害を認めるため，注意が必要である．神経筋接合部の副作用は，サクシニルコリンとの併用，低カルシウム血症，低マグネシウム血症の患者で，急速に大量のアミノ配糖体が点滴静注されたときなどに起きやすい．点滴静注に際しては30分以上かけてゆっくり行う．また，このような副作用を認めたときにはグルコン酸カルシウムの注射によって対処する．

アミノ配糖体の副作用の発現頻度

腎毒性
高 → 低
- ゲンタマイシン
- トブラマイシン
- アミカシン
- ストレプトマイシン

神経・筋遮断作用
高 → 低
- ゲンタマイシン
- ストレプトマイシン
- カナマイシン
- アミカシン

前庭障害(耳毒性)
高 → 低
- ストレプトマイシン
- ゲンタマイシン
- トブラマイシン

蝸牛障害(耳毒性)
高 → 低
- アミカシン
- カナマイシン

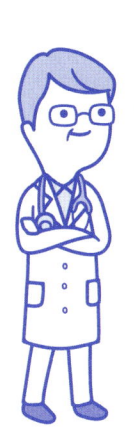

> アミノ配糖体を投与するときには,腎毒性,耳毒性に注意してモニタリング検査をしましょう.

> 異常を認めたら,すみやかに投薬を中止することが大切!

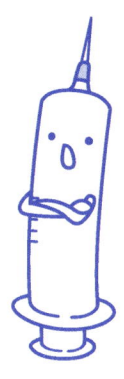

chapter 4-1 カルバペネム系薬

カルバペネム系薬の特徴は広域スペクトル

　カルバペネム系薬は，わが国では重症入院患者の感染症治療薬として代表的な抗菌薬である．その理由の一つに，カルバペネム系薬があらゆる原因菌に対して優れた抗菌活性を有する広域スペクトルの抗菌薬と考えられているためである．確かにカルバペネム系薬はグラム陽性菌からグラム陰性菌，さらには嫌気性菌に対しても抗菌活性を有する抗菌薬である．**β-ラクタム系薬のなかでも最も抗菌活性が高い第4世代セフェム系薬に，嫌気性菌に対する抗菌活性を加えたような抗菌スペクトルは，まさに広域抗菌スペクトルといっても過言ではない**．

　現在，わが国で臨床的に使用可能なカルバペネム系薬は，注射薬が5薬剤，経口薬が1薬剤の6薬剤である．注射薬のなかで，イミペネム/シラスタチン（imipenem/cilastatin）とパニペネム/ベタミプロン（panipenem/betamipron）の2薬剤は，腎毒性を軽減するための合剤であり，メロペネム（meropenem），ビアペネム（biapenem），ドリペネム（doripenem）の3薬剤は配合薬を有していない．また，経口薬はテビペネム-ピボキシル（tebipenem-pivoxil）の1薬剤のみである．

　最初に開発されたカルバペネム系薬のイミペネムは，基礎的検討で優れた抗菌活性が証明されたが，動物実験で安全性を検討した際に腎機能障害を認めたため，腎臓の尿細管への取り込みを阻害する目的でシラスタチンとの配合剤が開発され，腎機能障害を回避した．その後，メロペネム以降の薬剤は構造式を変えることによって腎機能障害を抑制することが可能となり，配合剤は不要となった．

カルバペネム系薬の変遷

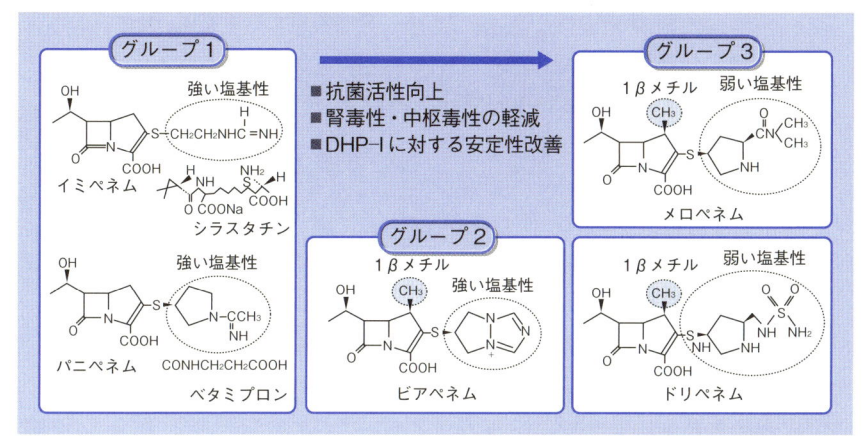

グループ1
- イミペネム（強い塩基性）
- シラスタチン
- パニペネム（強い塩基性）
- ベタミプロン

■ 抗菌活性向上
■ 腎毒性・中枢毒性の軽減
■ DHP-Iに対する安定性改善

グループ2
- ビアペネム（1βメチル、強い塩基性）

グループ3
- メロペネム（1βメチル、弱い塩基性）
- ドリペネム（1βメチル、弱い塩基性）

（日本化学療法学会，抗菌化学療法認定医認定制度審議委員会編．抗菌薬適正使用生涯教育テキスト．東京：日本化学療法学会；2008．）

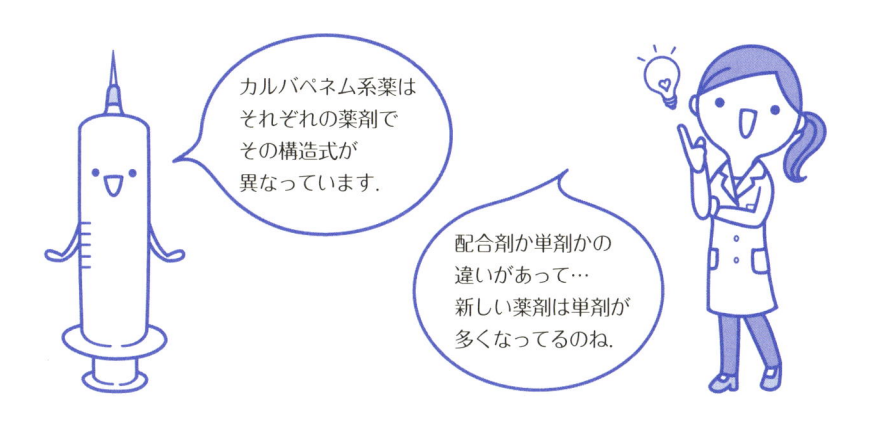

> カルバペネム系薬はそれぞれの薬剤でその構造式が異なっています．

> 配合剤か単剤かの違いがあって…新しい薬剤は単剤が多くなってるのね．

→ CHECK!

カルバペネム系薬は，広域スペクトルに加えて，優れた殺菌作用が短時間で発現されることから，免疫抑制状態の患者や高齢者などに発症した重症感染症の治療薬として第1選択薬とされ，そのような感染症患者の予後の改善に寄与している．

chapter 4-2 カルバペネム系薬

カルバペネム系薬を何種類用意するか

　カルバペネム系薬はグラム陽性菌からグラム陰性菌まで，さらには嫌気性菌に対しても優れた抗菌活性を認めるため，どのような原因菌の感染症でも有効であると考えられる．実際，カルバペネム系薬の治療で無効な感染症の原因菌はきわめて限られていると考えてよい．

　もちろん，カルバペネム系薬も β-ラクタム系薬の一つであるため，真菌，マイコプラズマ，クラミドフィラなどには抗菌活性を有していない．また，薬剤耐性菌ではメチシリン耐性黄色ブドウ球菌（MRSA）や，メチシリン耐性表皮ブドウ球菌（MRSE），あるいは多剤耐性緑膿菌（MDRP）などには無効である．また，薬剤耐性菌ではないが，*Stenotrophomonas maltophilia* は本来カルバペネム系薬が無効な菌であり，カルバペネム系薬で治療中に菌交代現象が認められることも多い．さらには，腸球菌に対しても比較的抗菌活性が弱いことも念頭に置くべきである．

　カルバペネム系薬の間でも，若干の抗菌活性の違いが認められる．たとえば，市中肺炎や髄膜炎などの原因菌として重要な肺炎球菌に対しては，パニペネム／ベタミプロン（panipenem/betamipron）が最も優れており，ドリペネム（doripenem）やビアペネム（biapenem）はやや劣っている．その反対に，院内肺炎や敗血症などの原因菌として重要な緑膿菌に対しては，メロペネム（meropenem）やドリペネムが優れた抗菌活性を示すが，パニペネム／ベタミプロンの抗菌活性は比較的弱い．

　これらカルバペネム系薬間の抗菌活性の差は，抗菌活性がまったくないというわけでなく，比較したときの違いであるため，用法や用量を工夫すれば臨床的には有効なことも多い．そのような意味からすれば，カルバペネム系薬をすべて病院内で処方できるようにする必要はなく，それぞれの抗菌活性や安全性の違いを考慮して，注射薬は3薬剤あれば十分と考えられる．

カルバペネム系薬のポテンシャルの違い

	IPM	PAPM	MEPM	BIPM	DRPM
グラム陽性菌	◎	◎	○	○	○
肺炎球菌（PRSP含）	○	◎	○	○	○
グラム陰性菌	○	△	◎	○	◎
緑膿菌	△	×	◎	◎	◎
インフルエンザ菌（BLNAR含）	×	×	◎	×	○
嫌気性菌	◎	◎	○	◎	◎
小児適応	○	○	○	―	―
中枢毒性	×	△	◎	◎	◎
髄膜炎適応	―	○	○	―	―

IPM：イミペネム，PAPM：パニペネム，MEPM：メロペネム，BIPM：ビアペネム，DRPM：ドリペネム

（日本化学療法学会，抗菌化学療法認定医認定制度審議委員会編．抗菌薬適正使用生涯教育テキスト．東京：日本化学療法学会；2008．）

> カルバペネム系薬のなかでもそれぞれの薬剤で若干違いがあります．ただし，1剤に偏った使用となれば，その薬剤に対する耐性度が高くなってしまうので，2〜3剤が使用できるようにしておくほうがよいと思われます．

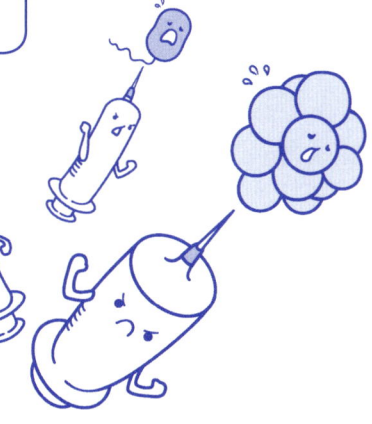

chapter 4-3 カルバペネム系薬

カルバペネム系薬は「伝家の宝刀」か？

　カルバペネム系薬はその優れた抗菌活性と広い抗菌スペクトルから，重症感染症の第1選択薬と考えられてきた．また一方で，そのように優れた薬剤は汎用すべきではなく，より狭い抗菌スペクトルで，より限られた抗菌活性の薬剤を最初に選択し，いよいよすべての抗菌薬が無効のときにカルバペネム系薬を使用する，いわゆる「伝家の宝刀」としての考え方，切り札として温存し，最初からカルバペネム系薬を投与することは言語道断であるとする風潮もあった．

　しかし，重症感染症の第1選択薬も，「伝家の宝刀」も，いずれの考え方も誤りである．感染症治療薬としての抗菌薬は，重症や軽症などの病態で選ぶのではなく，**推定される原因菌に抗菌活性を有する抗菌薬をこそ選択するのが基本である．そのため，いかに重症の感染症でも，カルバペネム系薬が抗菌活性を有していない原因菌が推定されるときには他の薬剤を選択すべきである**．また，「伝家の宝刀」としてカルバペネム系薬を用いる考え方は，患者の予後に悪影響を及ぼし，さらには医療費の増加や在院日数の延長など，医療経済的にも無駄をもたらす．

　そのため，近年では**初期治療の際にはあえて広域スペクトルの抗菌薬を選択し，その間に原因菌の検索を行い，原因菌やその薬剤感受性が判明した後で，その原因菌のみにより有効な抗菌薬に変更する，いわゆるde-escalationの考え方がよいとされている．**

　しかしこの考え方は，原因菌が判明したときには広域スペクトルの抗菌薬を速やかに中止し，他の薬剤に変更することが条件である．そうでなければ，どのような感染症の治療にもカルバペネム系薬が投与され，さらに漫然と長期間投与される危険性がある．そうなれば，多剤耐性菌が蔓延することになり，感染症の治療がさらに困難となることは間違いない．

人工呼吸器関連肺炎患者の治療における de-escalation の有効性

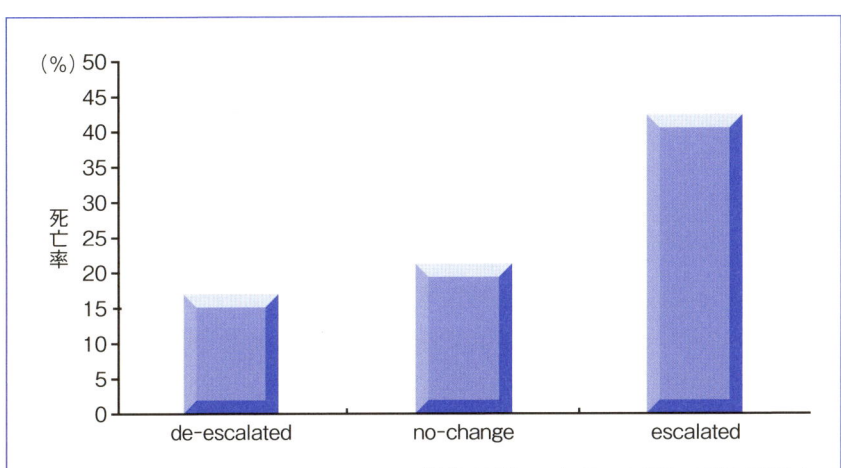

(Kollef MH, et al. Chest 129:1210, 2006.)

- 後からカルバペネム系薬のような広域スペクトルの抗菌薬を投与する（escalated）よりも，最初に広域スペクトルの抗菌薬を投与し，経過中に，より狭域の抗菌薬に変更するde-escalatedの予後がよかった．

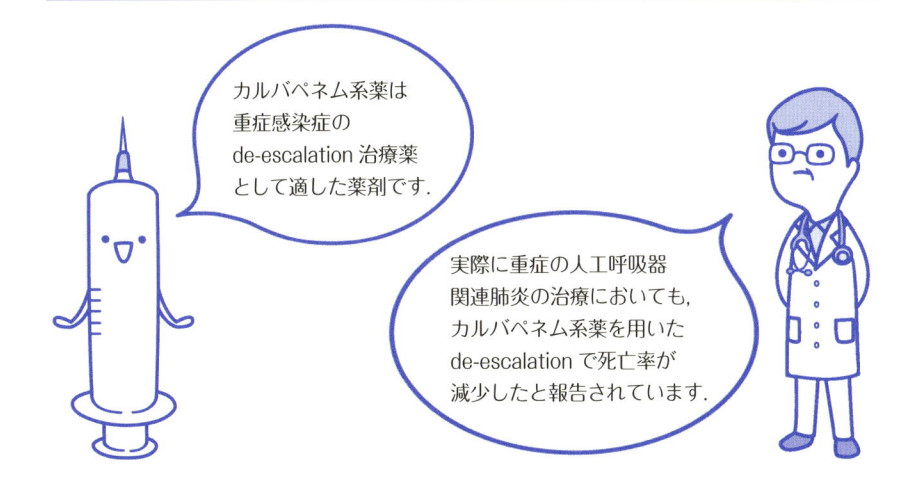

カルバペネム系薬は重症感染症のde-escalation治療薬として適した薬剤です．

実際に重症の人工呼吸器関連肺炎の治療においても，カルバペネム系薬を用いたde-escalationで死亡率が減少したと報告されています．

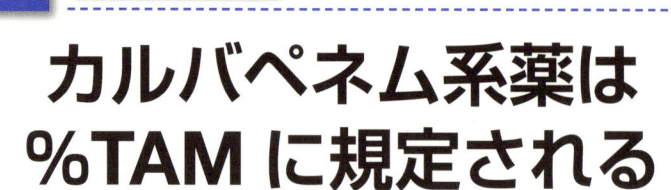

chapter 4-4 カルバペネム系薬

カルバペネム系薬は%TAMに規定される

　カルバペネム系薬は，ペニシリン系薬やセフェム系薬と同様にβ-ラクタム系薬である．そのため，PK/PDの理論からは，その臨床効果はTAM（time above MIC）により規定される．他のβ-ラクタム系薬では，増殖抑制作用を得るためには%TAMが20〜30％以上，最大殺菌作用を得るためには40〜50％以上が必要とされている．この%TAMの値を目標として，薬剤の用法や用量を工夫することによって，最大限の臨床効果を得る考え方である．

　免疫状態が正常である宿主に発症した感染症の治療に際しては，一般には，増殖抑制作用を示す値を，免疫不全患者では最大殺菌作用を示す値を目標とする．**カルバペネム系薬ではいずれの薬剤でも，その目標となる%TAMは増殖抑制作用で20％以上，最大殺菌作用で40％以上と，他のβ-ラクタム系薬と比較して若干小さな値となっている**．このことは，カルバペネム系薬が他のβ-ラクタム系薬と比べて殺菌性に優れ，またPAE（post antibiotic effect）が長いことが要因と考えられる．実際の投与法において**この目標の%TAMを得るためには，投与回数を増やす，1回の投与量を増やす，点滴時間を長くするなどの用法や用量の工夫が必要となる**．

　これまで，多くの抗菌薬が朝と夕の1日2回点滴静注が基本的投与法であるとされていたが，カルバペネム系薬は1日3回以上の点滴静注がより有効であると考えられる．さらに，原因菌に対する最小発育阻止濃度（MIC）が高い耐性菌の感染症が推定される院内感染症の治療に際しては，十分な%TAMの値を得るためには，投与回数を増やすとともに，1回の投与量も同時に増やす必要がある．

ドリペネム 1.0g を 1 日 3 回（1 時間）点滴静注投与時の血漿中濃度と%TAM

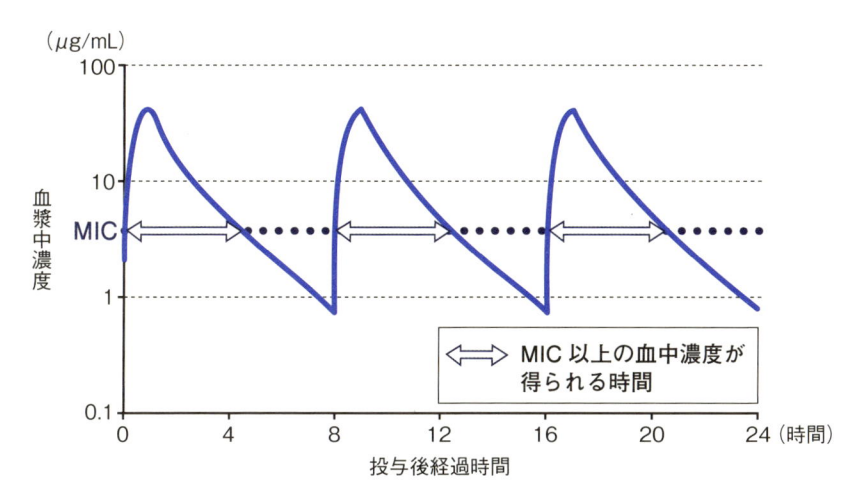

⟷ MIC以上の血中濃度が得られる時間

MIC(μg/mL)	0.5	1	2	4	8
%TAM	100%	93.5%	74.6%	55.4%	37.9%

（塩野義製薬，資料）

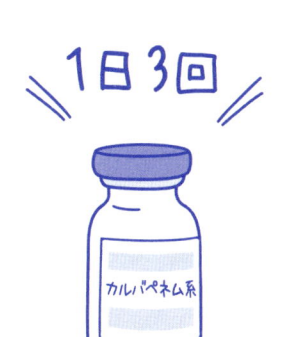

1日3回

ドリペネム1.0gを1日3回（1時間）で点滴静注した場合，原因菌のMICが8μg/mL以下のときには%TAMは20%以上となり，免疫不全のない患者で十分な臨床効果が期待できます．また免疫不全患者ではMICが4μg/mL以下の場合までは十分な臨床効果が期待されます．

chapter 4-5 カルバペネム系薬

カルバペネム系薬の使いすぎには注意を

　現在は多くの病院で，カルバペネム系薬を使用するときには，主治医が薬剤部や院内感染対策室などに届け出たり，あるいは使用に関して感染症専門医の助言を求めることが必要なこともある．これまで，第3世代セフェム系薬の安易な使用がメチシリン耐性黄色ブドウ球菌（MRSA）を蔓延させる元凶となったという反省もあり，広域スペクトルの抗菌活性を有する**カルバペネム系薬の乱用が，将来的に薬剤耐性菌の蔓延を招くことが懸念されている．**

　カルバペネム系薬の薬剤耐性機構にはいくつかの仕組みがあるが，そのなかでもカルバペネム系薬も含め，多くのβ-ラクタム系薬を分解するメタロ-β-ラクタマーゼ産生菌はほとんどすべての抗菌薬に耐性が認められている．なかでも多剤耐性緑膿菌（MDRP）や多剤耐性アシネトバクター（MDRAB）などの**グラム陰性菌の薬剤耐性菌は，いまやMRSAに代わって院内感染の原因菌として最重要の耐性菌である．**実際に，多くの病院でカルバペネム系薬の使用を届け出制や許可制とし，制限したところ，このような多剤耐性菌が減少したとの報告が多くある．だからといって，むやみにカルバペネム系薬の使用を制限することは，治療の際に適切に使用すべき薬剤を見失ってしまい，感染症治療の面からはマイナスとなってしまう．**多剤耐性菌の蔓延を防ぐには，カルバペネム系薬の使用を制限することよりも，標準予防策に接触感染対策を加えた感染対策がより重要であることはいうまでもない．**

　そのため，カルバペネム系薬の投与に際しては，de-escalationの考え方をきちんと遵守し，原因菌が判明し，他の抗菌薬でも有効であると考えられたときには速やかにカルバペネム系薬を中止し，薬剤を変更することが，多剤耐性菌の蔓延を防止しつつ，感染症の適切な治療も遂行できる考え方である．

カルバペネム系薬の使用量と薬剤耐性緑膿菌(MDRP)の検出率

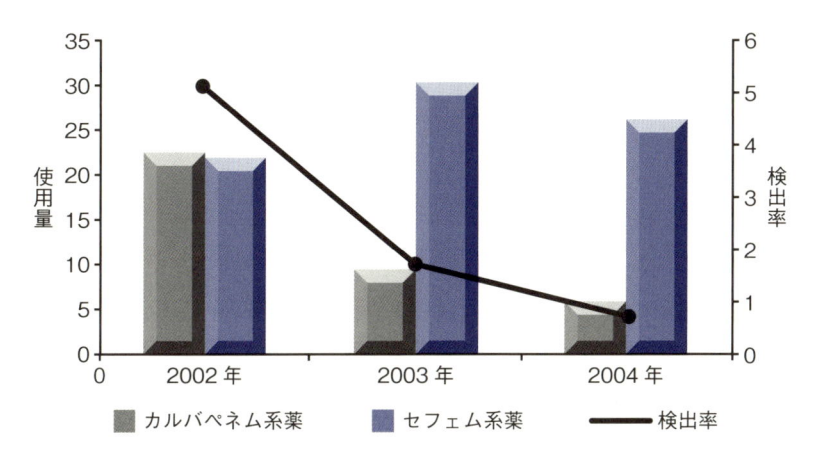

(宮崎ら．環境感染 2006；21：162．)

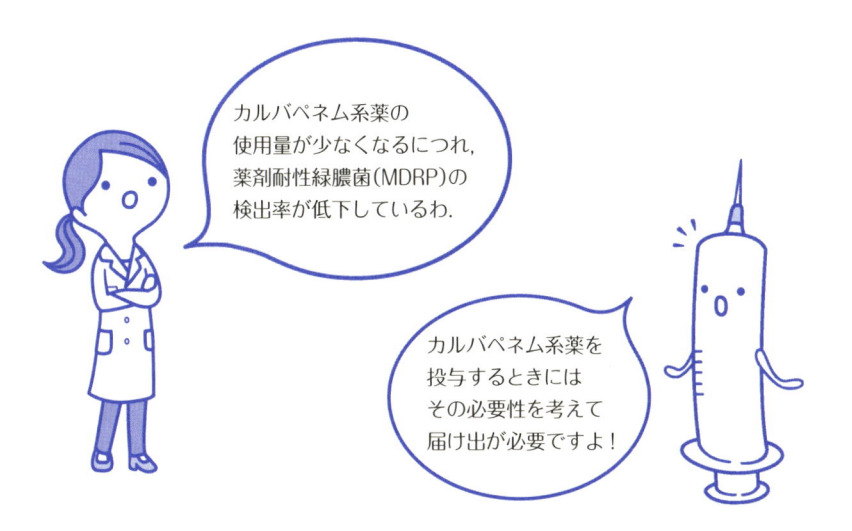

> カルバペネム系薬の使用量が少なくなるにつれ，薬剤耐性緑膿菌(MDRP)の検出率が低下しているわ．

> カルバペネム系薬を投与するときにはその必要性を考えて届け出が必要ですよ！

chapter 4-6 カルバペネム系薬

カルバペネム系薬では中枢神経障害に注意

　カルバペネム系薬は，他の抗菌薬に比べて副作用が少なく，安全に投与できる薬剤である．もちろん，他のβ-ラクタム系薬と同様に，本薬剤にアレルギーのある患者には使用できないのは当然である．

　カルバペネム系薬で他の抗菌薬と比べて注意すべき副作用は中枢神経障害である．この中枢神経障害は，中枢神経系におけるGABA（γ-aminobutyric acid）受容体の抑制系をカルバペネム系薬が阻害することによって生じるとされている．症状として痙攣を認めるため，髄膜炎の治療にカルバペネム系薬を使用した場合は，髄膜炎の症状か，カルバペネム系薬の副作用か判断に迷うこともある．

　痙攣などの中枢神経障害は，イミペネム/シラスタチン（imipenem/cilastatin），パニペネム/ベタミプロン（panipenem/betamipron）に比較的多く，メロペネム（meropenem），ビアペネム（biapenem），ドリペネム（doripenem）はやや少ないとされている．その発現頻度は0.1％未満ときわめて少ないとの報告もあり，メロペネムの副作用調査では，痙攣の発現頻度は他のセフェム系薬の発現頻度と同等であったという結果が報告されている．また，薬物相互作用としては，原因は詳細には判明していないものの，カルバペネム系薬はバルプロ酸ナトリウムの血中濃度を低下させる作用があり，そのためバルプロ酸ナトリウムが有効な血中濃度に到達せず，てんかん発作を誘発することが知られており，併用禁忌とされている．

> **Notice!**
> カルバペネム系薬の多くは腎臓排泄であり，腎機能の低下した患者に投与する際は，血中濃度の半減期が遅延する可能性があることを知っておく必要がある．

中枢性痙攣発現の流れ

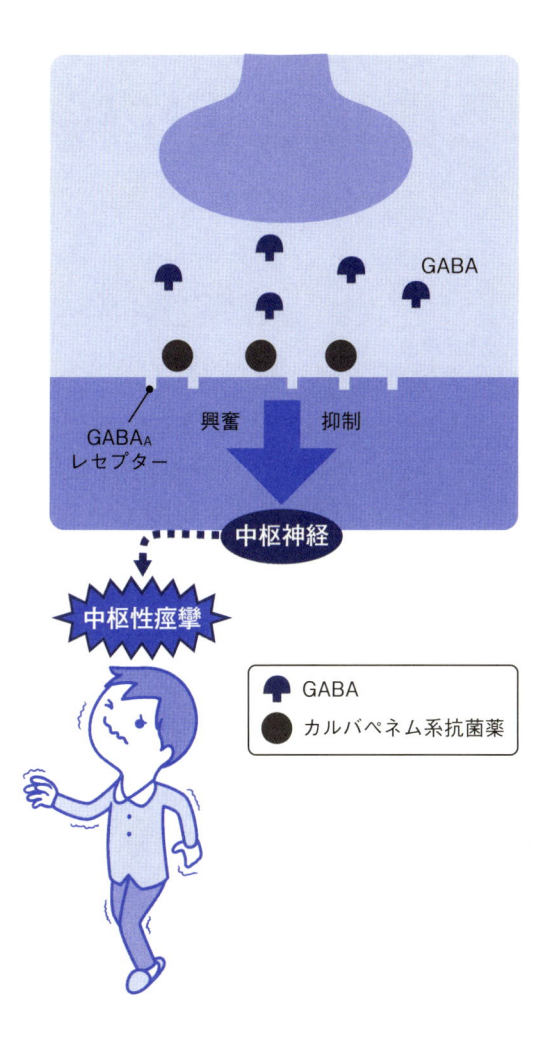

GABA
GABA_Aレセプター
興奮
抑制
中枢神経
中枢性痙攣

- GABA
- カルバペネム系抗菌薬

> **→ CHECK!**
>
> 近年，重症感染症や髄膜炎の治療として，カルバペネム系薬の高用量投与が可能となった．しかし，高用量投与は常用量投与に比して，若干副作用の発現頻度が高くなる傾向があるため，高用量投与の際には安全性に十分注意する必要がある．

chapter 5-1 キノロン系薬

キノロン系薬はどのようにして菌を殺すのか

　キノロン系薬はいまから約40年前にナリジクス酸（nalidixic acid）が開発され，その後多くの薬剤が臨床使用されてきた．そのなかにはわが国で研究開発された薬剤も多く，キノロン系薬はいまでも感染症治療の中心的な抗菌薬として広く用いられている．

　キノロン系薬は細菌の菌体内に移行してDNAジャイレースとトポイソメラーゼⅣに結合し，それらの酵素の働きを阻害することによって抗菌活性を示す．DNAジャイレースはDNA複製初期に2本鎖DNAを同時に切断し，再結合することにより，DNAの複製，転写，組み換え，修復などを行う重要な酵素であり，gyrAとgyrBの2つのサブユニットをコードする遺伝子から合成される．また，トポイソメラーゼⅣはDNA複製終了後に絡み合った2本鎖DNAを分離，再結合するときに働く酵素であり，parCおよびparEの2つの遺伝子にコードされている．キノロン系薬は，グラム陽性菌では主にDNAジャイレースに結合し，その阻害をすることによって，またグラム陰性菌ではトポイソメラーゼⅣに結合し，その阻害をすることによって抗菌活性を示す．そのため，**キノロン系薬の抗菌活性はきわめて殺菌的に作用し，抗菌薬の影響がなくなってからもしばらくの間は抗菌活性が維持されるPAE（post antibiotic effect）が認められる**．

　キノロン系薬の耐性菌はこの2つの作用部位の遺伝子が変異したものであるが，gyrAあるいはgyrBのいずれか，またはparCあるいはparEのいずれかが変異した単変異の耐性菌では，最初は最小発育阻止濃度（MIC）の上昇は軽度であり，薬剤感受性試験の結果は感受性菌と判断され，同時に2種類の遺伝変異を認める菌では明らかな耐性菌となる．

キノロン系薬は DNA 複製を阻害する

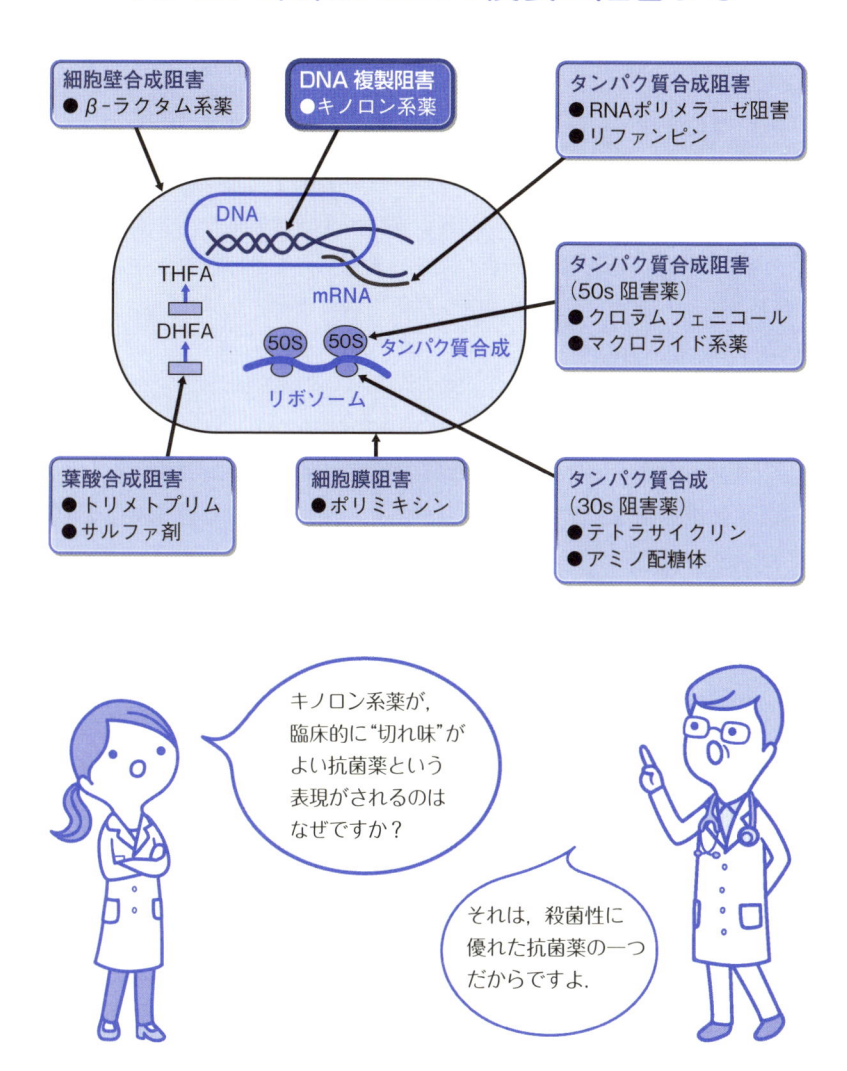

細胞壁合成阻害
- β-ラクタム系薬

DNA 複製阻害
- キノロン系薬

タンパク質合成阻害
- RNAポリメラーゼ阻害
- リファンピン

タンパク質合成阻害（50s 阻害薬）
- クロラムフェニコール
- マクロライド系薬

葉酸合成阻害
- トリメトプリム
- サルファ剤

細胞膜阻害
- ポリミキシン

タンパク質合成（30s 阻害薬）
- テトラサイクリン
- アミノ配糖体

（図中）DNA／THFA／DHFA／mRNA／50S 50S／リボソーム／タンパク質合成

> キノロン系薬が，臨床的に"切れ味"がよい抗菌薬という表現がされるのはなぜですか？

> それは，殺菌性に優れた抗菌薬の一つだからですよ．

● CHECK!

単変異の耐性菌はキノロン系薬にさらされ続けると容易に2種類以上の変異が誘導されるため，キノロン系薬の安易な投与は真の耐性菌を生み出すことになってしまう．

chapter 5-2 キノロン系薬

古いキノロン系薬と新しいキノロン系薬

　キノロン系薬はこれまで数々の薬剤が研究開発され臨床使用されてきた．時代の変遷とともに，それまでのキノロン系薬が補えなかった欠点を次々と改良しながら進化してきたため，キノロン系薬を考えるときには，開発された時代を追って分類すると理解しやすい．

　最初のキノロン系薬はナリジクス酸(nalidixic acid)であり，大腸菌などのグラム陰性菌にのみ抗菌活性を認めたが，グラム陰性菌でも緑膿菌や嫌気性菌には抗菌活性は認めなかった．体内動態も不安定であり，また組織内移行性も不良であったため，複数回の投与が必要であり，尿路感染症や感染性腸炎のみに有効であった．

　その後，1984年にキノロン骨格にフッ素を有するキノロン系薬であるノルフロキサシン(norfloxacin)が登場し，それ以降はすべてフッ素を有することからフルオロキノロンやニューキノロンと呼称された．ニューキノロン系薬は体内動態も安定し，組織移行性も良好であったが，抗菌活性はグラム陰性菌が主であり，緑膿菌にも抗菌活性を認めたものの，対象は主に尿路感染症であった．

　さらにシプロフロキサシン(ciprofloxacin)とパズフロキサシン(pazufloxacin)は経口薬とともに注射薬が使用可能となり，尿路感染症のほかにも敗血症などの重症感染症が治療可能となった．さらにレボフロキサシン(levofloxacin)以降のキノロン系薬はグラム陽性菌，なかでも市中肺炎の主な原因菌である肺炎球菌に優れた抗菌活性を有しており，呼吸器感染症の治療にも好んで用いられた．

　その後，ガチフロキサシン(gatifloxacin)以降の薬剤はグラム陽性菌に対してさらに優れた抗菌活性を示し，ペニシリン系薬やセフェム系薬に耐性のある肺炎球菌に対しても殺菌的に作用するため，これらのキノロン系薬は総じてレスピラトリーキノロンと呼ばれている．また，これらのキノロン系薬では緑膿菌などに対する抗菌活性は相対的に弱くなる一方，嫌気性菌に対する抗菌活性はさらに強くなっている．

キノロン系薬の開発の歴史

オールドキノロン
ナリジクス酸　ピロミド酸　シノキサシン　等

↓ 抗菌スペクトルの拡大

ニューキノロン（フルオロキノロン）
ノルフロキサシン　エノキサシン　オフロキサシン
ロメフロキサシン　シプロフロキサシン　レボフロキサシン　等

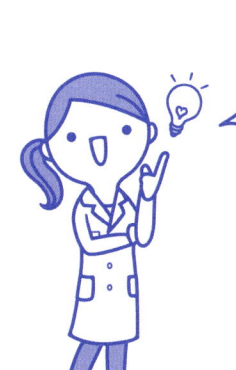

肺炎球菌に対する抗菌力増強 ↓　　　　　↓ 血中濃度の改善 重症感染症の治療

レスピラトリーキノロン
トスフロキサシン
スパルフロキサシン
ガチフロキサシン
モキシフロキサシン
ガレノキサシン
シタフロキサシン

注射用ニューキノロン
シプロフロキサシン
パズフロキサシン
レボフロキサシン

> キノロン系薬は時代のニーズとともに進歩してきたんだ．

> 同じキノロン系薬でも発売された時代によって抗菌活性がかなり違うんですよ．

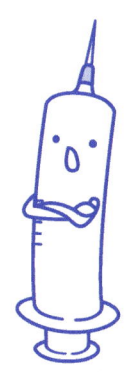

chapter 5-3 キノロン系薬

キノロン系薬の得意な菌と苦手な菌

　キノロン系薬は，グラム陽性菌からグラム陰性菌まで広域スペクトルの抗菌活性をもつ．特に近年開発されたキノロン系薬は，これまでのキノロン系薬が大腸菌や緑膿菌などのグラム陰性菌に優れた抗菌活性を認めていた特性はそのままに，肺炎球菌などのグラム陽性菌に対しても優れた抗菌活性を有している．

　ガチフロキサシン（gatifloxacin），モキシフロキサシン（moxifloxacin），ガレノキサシン（garenoxacin），シタフロキサシン（sitafloxacin）などのキノロン系薬は，ペニシリン系薬やセフェム系薬に耐性を示すペニシリン耐性肺炎球菌（PRSP）やマクロライド系薬に耐性を示すマクロライド耐性肺炎球菌に対しても優れた抗菌活性を認める．さらにメチシリン感受性黄色ブドウ球菌（MSSA）にも抗菌活性があり，新しく開発された薬剤になるほどその抗菌活性は優れている．また，同時に溶連菌（*Streptococcus* 属や β 溶連菌）に対しても優れた抗菌活性を有している．その他，*Bacteroides* 属などの嫌気性菌にも抗菌活性を認める．

　さらに，マクロライド系薬に比べれば抗菌力が劣るものの，ペニシリン系薬やセフェム系薬がまったく抗菌活性を認めない肺炎マイコプラズマや，肺炎クラミドフィラなどの細菌以外の非定型菌に対しても抗菌活性を認める．また，レジオネラ菌に対してはキノロン系薬が第 1 選択薬として位置づけられる．

> **Notice!**
> キノロン系薬は結核菌や非結核性抗酸菌などにも抗菌活性を有するので，副作用から一次結核薬が使用できない結核症患者では，二次結核薬として治療に用いられることもある．

キノロン系薬は広範囲に使える

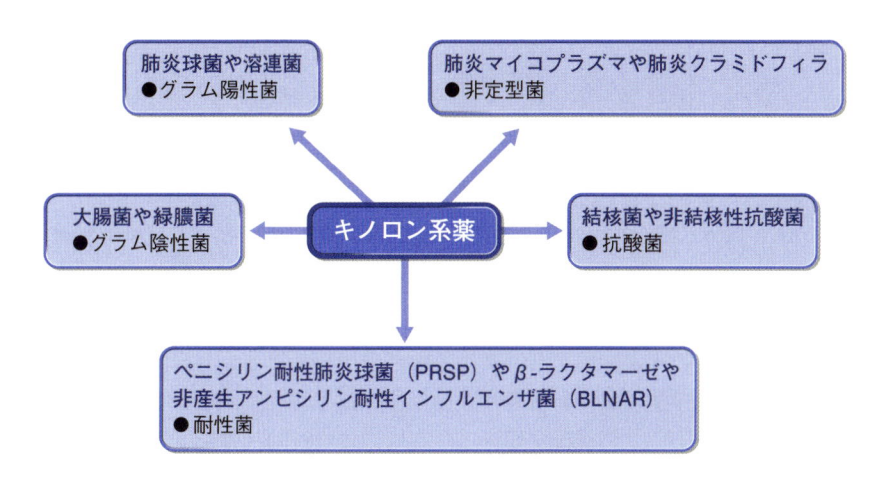

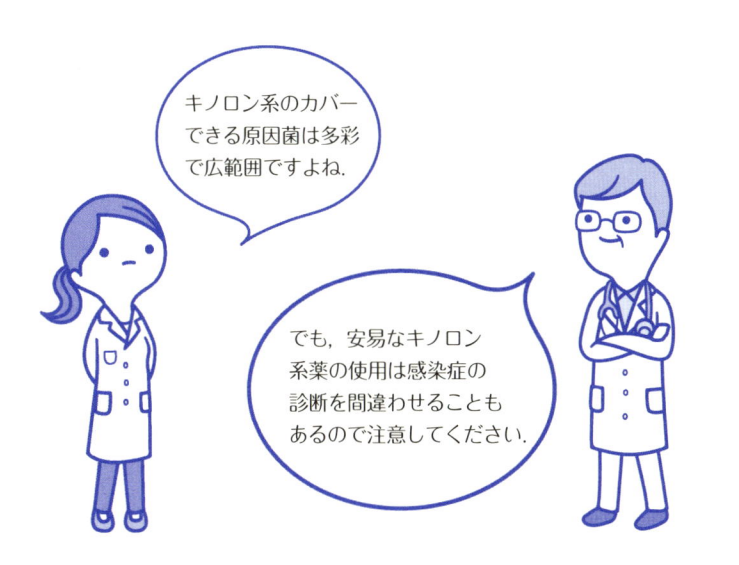

- 肺炎球菌や溶連菌
  ● グラム陽性菌
- 肺炎マイコプラズマや肺炎クラミドフィラ
  ● 非定型菌
- 大腸菌や緑膿菌
  ● グラム陰性菌
- 結核菌や非結核性抗酸菌
  ● 抗酸菌
- ペニシリン耐性肺炎球菌（PRSP）やβ-ラクタマーゼや非産生アンピシリン耐性インフルエンザ菌（BLNAR）
  ● 耐性菌

↑ キノロン系薬

> キノロン系のカバーできる原因菌は多彩で広範囲ですよね．

> でも，安易なキノロン系薬の使用は感染症の診断を間違わせることもあるので注意してください．

chapter 5-4 キノロン系薬

キノロン系薬は横隔膜より下から上へ

　キノロン系薬はその抗菌活性が広域であり，かつ安全性も優れた薬剤が多く，さまざまな感染症の治療薬として幅広く使用されてきた．その多くが経口薬であるために，特に外来診療において，軽症から中等症の感染症治療薬としてわが国では中心的な抗菌薬である．

　以前のキノロン系薬はグラム陰性菌に優れた抗菌活性を有していたため，主に横隔膜より下の感染症である感染性腸炎や尿路感染症の治療薬と考えられてきた．ニューキノロン系薬の登場以降，緑膿菌にも抗菌活性を認めたため，単純性尿路感染症に加えて複雑性尿路感染症にも有効な抗菌薬として使用されてきた．

　その後，**キノロン系薬の活躍の場所は，横隔膜より下の感染症から，横隔膜より上の感染症へと移りつつある．**なかでも市中肺炎の原因菌として最も頻度が高い肺炎球菌は，近年 β-ラクタム系薬やマクロライド系薬に耐性を示す薬剤耐性肺炎球菌の蔓延が問題となっているが，わが国を含むアジア諸国では欧米諸国に比してその頻度が高い．そのため，**高齢者の市中肺炎ではこれまでの β-ラクタム系薬の治療では無効なことも多く経験され，その薬剤耐性肺炎球菌に優れた抗菌活性を有するキノロン系薬，なかでもレスピラトリーキノロン系薬は有効な抗菌薬である．**

　レスピラトリーキノロン系薬は肺炎マイコプラズマや肺炎クラミドフィラにも有効である．高齢者の市中肺炎では時に肺炎クラミドフィラによって重症化することも知られているため，細菌性肺炎か非定型肺炎かの区別が困難な症例では，経験的治療としてレスピラトリーキノロン系薬も有用な選択となる．

市中肺炎の治療におけるガイドラインによるレスピラトリーキノロン系薬の位置づけ

- **市中肺炎患者の外来治療で推奨されるエンピリック治療薬(IDSA/ATSガイドライン2007)**
  1. 健康で3か月にわたって抗菌薬が使われていない
     マクロライド系薬　　（強く推奨：エビデンスレベルⅠ）
     ドキシサイクリン　　（弱い推奨：エビデンスレベルⅢ）
  2. 慢性の心・肺・肝・腎疾患，糖尿病，アルコール依存症，悪性腫瘍，無脾症，免疫抑制状態および免疫抑制薬の使用
     3か月以内に抗菌薬が使用されている
     レスピラトリーキノロン　（強く推奨：エビデンスレベルⅠ）
     β-ラクタム系薬＋マクロライド系薬　（強く推奨：エビデンスレベルⅠ）
  3. 合併症がなくてもマクロライド耐性(MIC≧16μg/mL)肺炎球菌が25％以上検出されている地区
     レスピラトリーキノロン　（普通の推奨：エビデンスレベルⅢ）

- **日本呼吸器学会「呼吸器感染症に関するガイドライン」成人市中肺炎診療ガイドライン(2007年)**

細菌性肺炎疑い	非定型肺炎疑い
1. 基礎疾患，危険因子がない場合 　β-ラクタマーゼ阻害薬配合ペニシリン系薬（高用量） 2. 65歳以上あるいは軽症の基礎疾患がある場合 　β-ラクタマーゼ阻害薬配合ペニシリン系±マクロライド系 　またはテトラサイクリン系経口薬 3. 慢性の呼吸器疾患，最近抗菌薬を使用した，ペニシリンアレルギーのある場合 　レスピラトリーキノロン系経口薬	1. 基礎疾患がない，あるいはあっても軽い，または若年成人 　マクロライド系，テトラサイクリン系経口薬 2. 65歳以上あるいは慢性の心・肺疾患がある場合 　1またはレスピラトリーキノロン経口薬，ケトライド

➲ CHECK!

レジオネラ肺炎では，以前はマクロライド系薬とリファンピシン(rifampicin)の併用が標準的な治療であったが，いまではキノロン系薬とくに注射用薬としてのシプロフロキサシン(ciprofloxacin)やパズフロキサシン(pazufloxacin)，さらにはレボフロキサシン(levofloxacin)などが第1選択薬として最も有効である。

chapter 5-5 キノロン系薬

キノロン系薬は高用量を1日1回

　以前のキノロン系薬は，β-ラクタム系薬と同じように1日3回食後経口投与が標準的な投与方法であったが，その後新しく開発された多くのキノロン系薬では，1日1回または2回の投与が多い．キノロン系薬は，**PK/PDの理論からしてAUC/MICに関係する用量依存性の薬剤である．そして，最大血中濃度（C_{max}）も薬剤の臨床効果を高めるためには必要となる**．そのため，同じ薬剤であれば，1回の投与量を多くし，1日1回の投与方法で使用することが最も有効である．

　キノロン系薬の臨床効果は，**肺炎球菌のようなグラム陽性菌が原因菌となる感染症ではAUC/MICが40以上，インフルエンザ菌などのグラム陰性菌が原因菌となる感染症では100以上あれば効果が期待できるとされている**．すなわち，いずれの原因菌でもその臨床効果は最小発育阻止濃度（MIC）によって大きく左右されるものとなる．たとえば，レボフロキサシン（levofloxacin）を1回500 mgの用量で1日1回投与したときに，肺炎球菌の市中肺炎患者では，その菌に対するレボフロキサシンのMICが1 μg/mL以下であれば，AUC/MICは十分に40以上を確保できるが，MICが2 μg/mL以上になれば40以下となり，理論上は臨床効果が得られないことになる．

　そのため，今後肺炎球菌に対するレボフロキサシンのMICが変わらない状況では，1日500 mg，1日1回投与の用法・用量で治療可能であるが，原因菌MICが高くなれば，同じ用法・用量では無効な症例も増えてくると予想される．耐性菌の出現を防ぐためにも，MIC以上の濃度域に血中濃度が保たれる時間をより長くするためにも，キノロン系薬は高用量を1日1回投与することが望ましい．

キノロン系抗菌薬の PK/PD の考え方

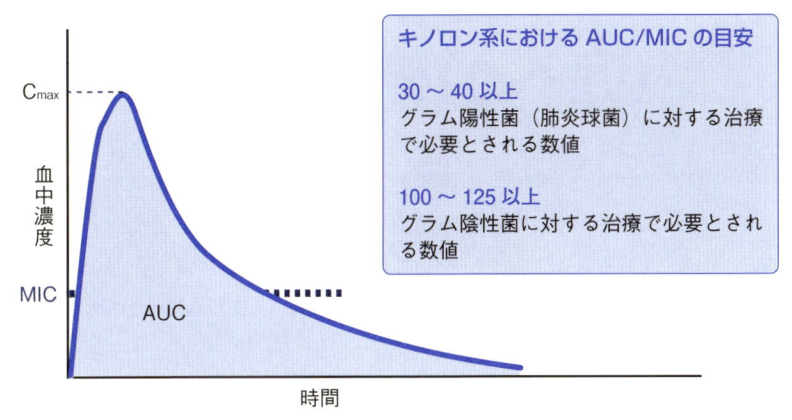

キノロン系における AUC/MIC の目安

30〜40 以上
グラム陽性菌（肺炎球菌）に対する治療で必要とされる数値

100〜125 以上
グラム陰性菌に対する治療で必要とされる数値

（グラフ：縦軸 血中濃度、横軸 時間、C_{max}、MIC、AUC）

(Craig WA. Clin Infect Dis 26(1)：1，1998.)

最近開発されたキノロン系薬の投与法

薬剤	投与量(mg)	投与方法(1日)
レボフロキサシン	500	1回
モキシフロキサシン	400	1回
ガレノキサシン	400	1回
シタフロキサシン	50	2回
	100	1回

最近使用可能となったキノロン系薬は1日1回の投与方法となっています．PK/PD理論からキノロン系薬のC_{max}を高めAUCを最大とするための有効な投与方法です．

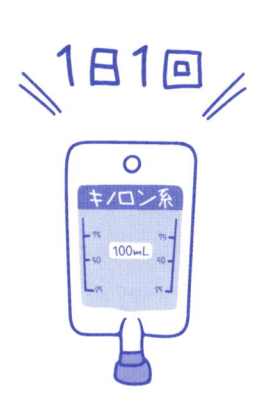

1日1回
キノロン系 100mL

chapter 5-6 キノロン系薬

キノロン系薬は小児への使用に注意

　キノロン系薬は他の抗菌薬より比較的副作用が少なく，安全性の高い薬剤である．そのため，高齢者の感染症の治療にも多く用いられている．その逆に小児においては，動物実験などから長らく関節毒性が懸念されており，ごく限られた薬剤のみ使用可能であったが，近年トスフロキサシン（tosufloxacin）の小児用細粒が使用可能となった．

　キノロン系薬に特徴的な副作用としては，めまい，頭痛，不眠，痙攣など多彩な症状を認める中枢神経障害があり，この副作用は非ステロイド系抗炎症薬との併用で増強されるとされてきた．そのため，キノロン系薬を投与するときは解熱薬を併用することが困難であったが，レボフロキサシン（levofloxacin）以降に開発されたキノロン系薬では併用による中枢神経障害の発現頻度はきわめて低くなっている．

　その他，スパルフロキサシン（sparfloxacin）など一部のキノロン系薬では，強い日差しに長時間曝露されると日光過敏症を認める．また，ガチフロキサシン（gatifloxacin）は，投与中に低血糖や高血糖などの血糖異常を認め，発売中止となったが，他のキノロン系薬でも時に血糖値の異常を認めるため注意が必要である．モキシフロキサシン（moxifloxacin）はQT延長などの不整脈を認めることがあるため，抗不整脈薬を投与中の患者では投与してはならない．その他，シタフロキサシン（sitafloxacin）はキノロン系薬のなかでも下痢の頻度が高いことには注意が必要である．また，キノロン系薬はテオフィリンの代謝を阻害し，結果的にテオフィリンの血中濃度を上昇させることによって副作用を発現してしまうため，併用には注意が必要である．

> **Notice!**
> キノロン系薬の多くは腎臓排泄であるため，腎機能障害を認める患者では用量を減らす必要がある．

キノロン系薬の主な副作用

① **中枢神経障害**
　‥‥▶ 頭痛，不眠，痙攣など

② **日光過敏症**
　‥‥▶ 長時間の日差しの曝露による皮膚障害

③ **血糖異常**
　‥‥▶ 低血糖や高血糖

④ **不整脈**
　‥‥▶ QT延長などの心電図異常

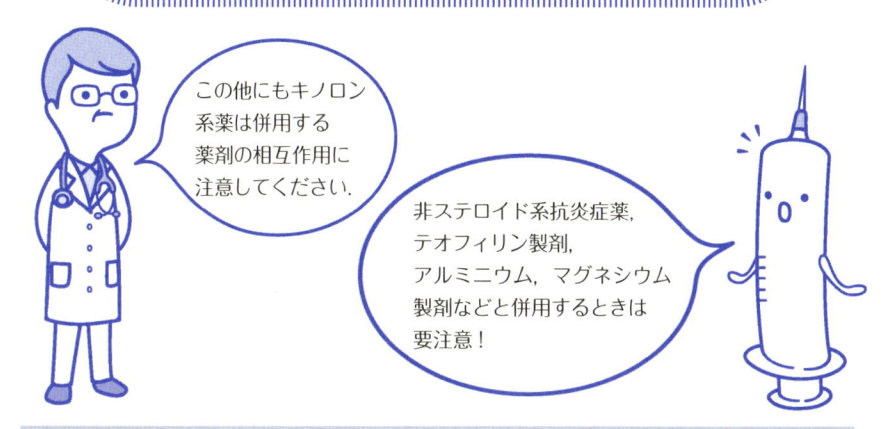

この他にもキノロン系薬は併用する薬剤の相互作用に注意してください．

非ステロイド系抗炎症薬，テオフィリン製剤，アルミニウム，マグネシウム製剤などと併用するときは要注意！

> **CHECK!**
> アルミニウム，マグネシウム，亜鉛などの2価金属イオンを含む薬剤はキレートを形成してキノロン系薬の吸収が阻害され，十分な血中濃度が維持されずに，臨床効果が減弱する．

chapter 6-1 マクロライド系薬

員環による
マクロライド系薬の違いは

　マクロライド系薬とは12員環以上の大きなラクトン環をもつ天然化合物の総称である．1953年，14員環構造をもつエリスロマイシン（erythromycin）がわが国で初めて臨床使用された．その後，マクロライド系薬はラクトン環の大きさによって14員環，15員環，16員環と，その構造上の違いから区別されるようになった．

　最初の**14員環マクロライド系薬であるエリスロマイシンは胃酸によって分解されやすいため，1日の投与回数を多くする必要があった．**そのため，胃酸に対してより安定で，血中濃度も高い14員環マクロライド系薬としてロキシスロマイシン（roxithromycin）とクラリスロマイシン（clarithromycin）が開発された．さらに，**血中濃度が高く，血中半減期も長い15員環マクロライド系薬としてアジスロマイシン（azithromycin）が開発された．**これらのマクロライド系薬は，エリスロマイシンが抗菌活性をもたない *Haemophilus influenzae* に対しても，抗菌活性を有している．

　一般的には，14員環，15員環マクロライド系薬は薬剤耐性を誘導しやすいことや，薬物相互作用を生じやすいなどの欠点があるとされるが，**16員環マクロライド系薬であるジョサマイシン（josamycin）やミデカマイシン（midecamycin）は薬剤耐性を誘導しにくく，マクロライド耐性黄色ブドウ球菌の一部や，その他のマクロライド耐性グラム陽性菌にも抗菌活性を示すものの，**現在は臨床的にあまり使用されない．

　14員環の8位をケトン基に置換した構造を有するマクロライド系薬をケトライド系薬というが，テリスロマイシン（telithromycin）がそれである．胃酸に安定であると同時に，マクロライド系薬の作用点である細菌のリボソームRNAのドメインVに加えて，ドメインIIにも結合親和性があるため，ドメインVの変異によって耐性を獲得したマクロライド耐性肺炎球菌に対しても優れた抗菌活性を有している．

マクロライド系・ケトライド系抗菌薬の構造

14員環マクロライド

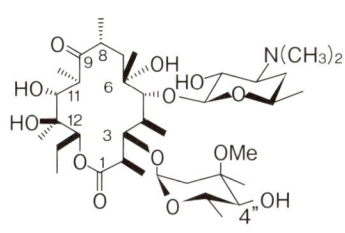

エリスロマイシン

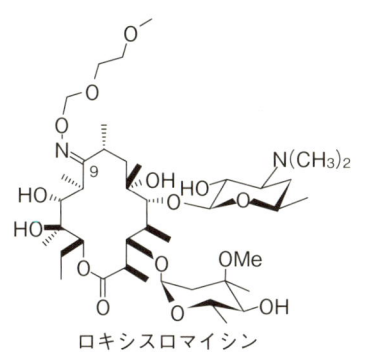

ロキシスロマイシン

15員環マクロライド

アジスロマイシン

ケトライド

テリスロマイシン

16員環マクロライド

ロキタマイシン

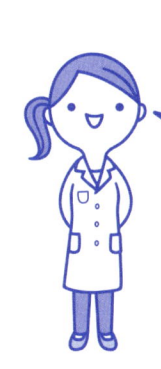

> マクロライド系薬はラクトン環の大きさから，14員環，15員環，16員環と区別されています．

> 今では，14員環と15員環マクロライド系薬が臨床的に主に使用され，16員環マクロライド系薬の使用頻度は少なくなっています．

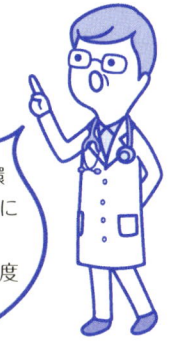

chapter 6-2 マクロライド系薬

マクロライド系薬が得意な菌と苦手な菌

抗菌薬を知りつくす

　マクロライド系薬の作用機序は，細菌リボソームの50Sサブユニットの23SrRNAに結合し，タンパク合成を阻害し抗菌活性を示す．そのため，β-ラクタム系薬など細胞壁合成阻害作用を有する抗菌薬と異なり，細胞壁を有しない原因菌にも有効である．そのような原因菌は非定型菌と呼ばれ，マイコプラズマやクラミドフィラなどが代表的な菌である．なかでも市中肺炎などの呼吸器感染症の原因菌として重要な肺炎マイコプラズマ，肺炎クラミドフィラ，オーム病クラミドフィラなどの非定型肺炎の治療では第1選択薬となる．

　また，マクロライド系薬は，疎水性が高く，細胞内移行性に優れているため，いわゆる細胞内寄生菌による感染症に有効であり，β-ラクタム系薬が無効であるレジオネラ肺炎にも有効である．<u>一般細菌に対しては肺炎球菌やレンサ球菌，黄色ブドウ球菌などのグラム陽性菌には抗菌活性を示すが，グラム陰性菌に対する抗菌活性は弱い</u>．ただし，クラリスロマイシン（clarithromycin）やアジスロマイシン（azithromycin）などはグラム陰性菌である *Haemophilus influenzae* にも優れた抗菌活性を示すとともに，*Moraxella catarrhalis* にも有効である．

　近年，わが国をはじめとしたアジア諸国で，マクロライド耐性肺炎球菌の急激な増加が問題となっている．肺炎球菌は市中肺炎の原因菌として最も頻度が高いため，市中肺炎の治療にはマクロライド系薬が使用しにくい現状となっている．

> **Notice!**
> マクロライド系薬には抗菌薬としての抗菌活性のほかにさまざまな作用があるとされ，実際には薬剤感受性からは明らかにマクロライド高度耐性肺炎球菌が原因菌であった市中肺炎でも，臨床的には有効である症例も多く経験される．

世界各国における
マクロライド耐性肺炎球菌の分離率

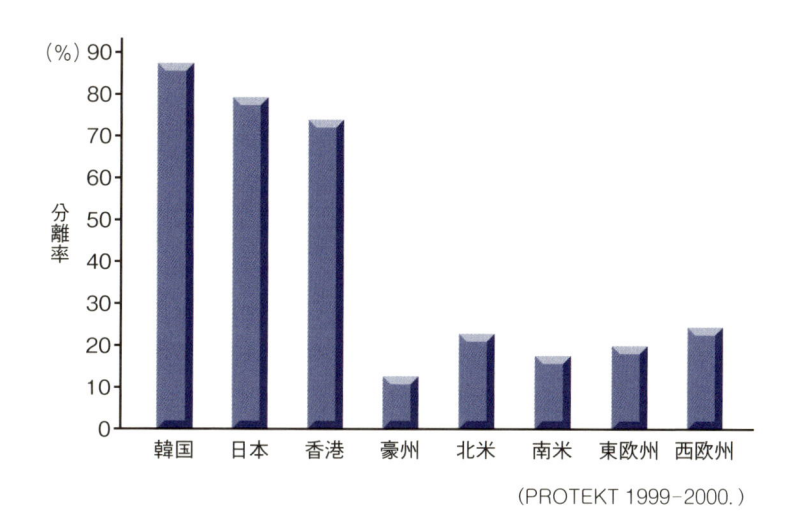

(%) 分離率

| 韓国 | 日本 | 香港 | 豪州 | 北米 | 南米 | 東欧州 | 西欧州 |

(PROTEKT 1999-2000.)

> わが国では市中肺炎の原因菌として最も多い肺炎球菌に対して多くの菌がマクロライド耐性を示しています．

> でも，一部の耐性肺炎球菌では，薬剤感受性試験では耐性を認めても，臨床的には有効な症例もあります．

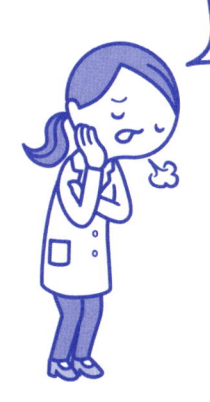

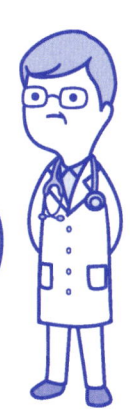

chapter 6-3 マクロライド系薬

マクロライド系薬は非定型菌によく効く

　マクロライド系薬が最も有効なものは非定型菌による感染症である．なかでもマイコプラズマ肺炎は軽症から中等症の市中肺炎として，特に小児や若年者ではまず考えるべき感染症である．ペニシリン系薬などのβ-ラクタム系薬は無効であるため，臨床所見や検査所見から**マイコプラズマ肺炎を疑うときには，マクロライド系薬が第1選択薬となる**．

　クラミドフィラ肺炎は，肺炎クラミドフィラとオーム病クラミドフィラが原因菌となるが，マイコプラズマ肺炎に比べてやや重症の肺炎となることがあり，また高齢者では肺炎球菌などの細菌感染に合併することもあるため，そのような市中肺炎では，β-ラクタム系薬とマクロライド系薬を併用する．**クラミジアは性行為感染症の原因菌としても重要であり，マクロライド系薬は淋菌にも抗菌活性を有しているため，性行為感染症の治療にも有効である．**

　さらにマクロライド系薬はキャンピロバクター腸炎やヘリコバクター感染症など腸管感染症の治療にも有効であり，黄色ブドウ球菌やレンサ球菌が原因菌となる皮膚軟部組織感染症にも有効である．

　また，マクロライド系薬は非結核性抗酸菌症の治療薬として，抗結核薬と併用して使用される．その際には他の感染症に比べて高用量が投与される．さらにマクロライド系薬は嫌気性菌に抗菌活性を有することと，歯周組織などへの優れた移行性から，歯性感染症の治療薬としても有効である．

> **CHECK!**
> 抗菌薬として以外のマクロライド系薬の作用を利用して，びまん性汎細気管支炎，慢性副鼻腔炎などにマクロライド系薬を少量長期に投与する治療はすでに一般的に行われ，優れた臨床効果が認められている．

マクロライド系薬は広範囲に使える

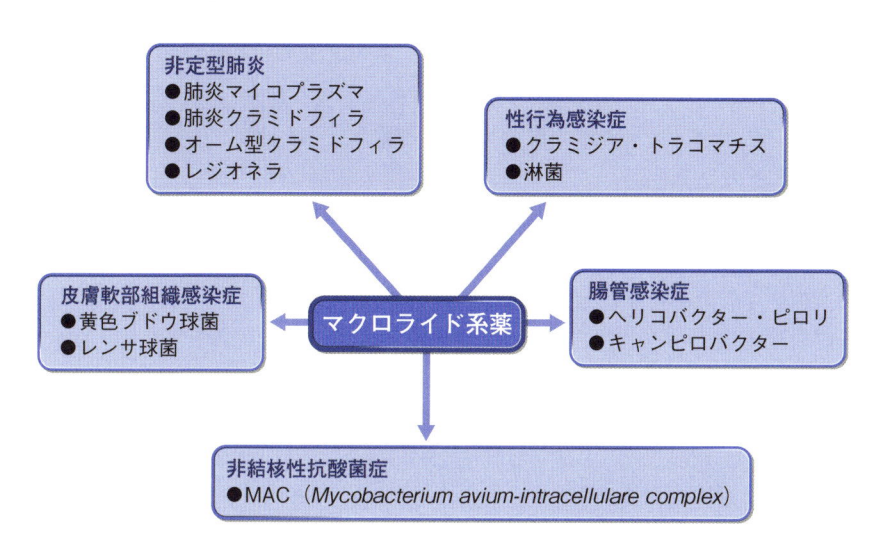

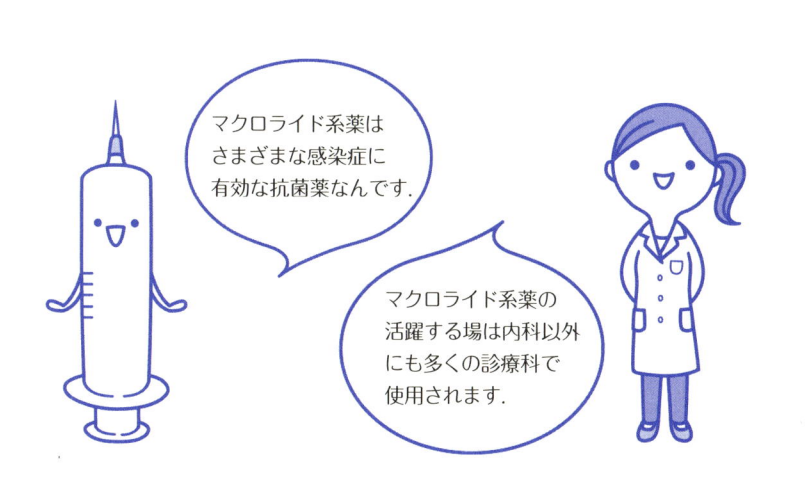

非定型肺炎
- 肺炎マイコプラズマ
- 肺炎クラミドフィラ
- オーム型クラミドフィラ
- レジオネラ

性行為感染症
- クラミジア・トラコマチス
- 淋菌

皮膚軟部組織感染症
- 黄色ブドウ球菌
- レンサ球菌

→ **マクロライド系薬** ←

腸管感染症
- ヘリコバクター・ピロリ
- キャンピロバクター

非結核性抗酸菌症
- MAC（*Mycobacterium avium-intracellulare complex*）

マクロライド系薬はさまざまな感染症に有効な抗菌薬なんです．

マクロライド系薬の活躍する場は内科以外にも多くの診療科で使用されます．

chapter 6-4 マクロライド系薬

マクロライド系薬の上手な使い方

　マクロライド系薬は PK/PD の理論から時間依存性の薬剤と考えられている．最も古いエリスロマイシン（erythromycin）は胃酸で容易に分解され，血中濃度が上昇しなかったため，1日3回の投与が必要であった．その後，その欠点を補う形で登場したクラリスロマイシン（clarithromycin）やアジスロマイシン（azithromycin）は1日の投与回数が少なくなった．なかでもアジスロマイシンは血中半減期が約60時間ときわめて長く，1日1回，3日間の投与で1週間の有効血中濃度が得られる薬剤である．さらにアジスロマイシンのマイクロスフェアー製剤は体内動態がより改善されており，1回の服用で1週間の有効血中濃度が維持され，これまでの抗菌薬にはない1回で治療を完結できる薬剤である．マクロライド系薬のなかでもクラリスロマイシンやアジスロマイシンは PK/PD の理論からは AUC/MIC に依存すると考えられ，むしろ用量依存性の薬剤と考えられている．

　マクロライド系薬は組織移行性に優れており，特に β-ラクタム系薬の移行性がきわめて悪い肺組織や気道上皮などへの移行性が優れている．さらに，好中球やマクロファージなどの炎症細胞における細胞内移行性が優れているため，炎症細胞によって薬剤が感染病巣まで運ばれて，優れた臨床効果を発揮する．

　多くの抗菌薬が腎臓で代謝され，尿中に排泄されるのに対して，**マクロライド系薬は肝臓で代謝され，胆汁中に排泄される．そのため，腎機能障害を認める場合も用量を減らす必要がなく，十分量を投与して構わない**．ただし，クラリスロマイシンは例外的に 30〜50％程度の薬剤が尿中に排泄される．

アジスロマイシンの各組織内濃度

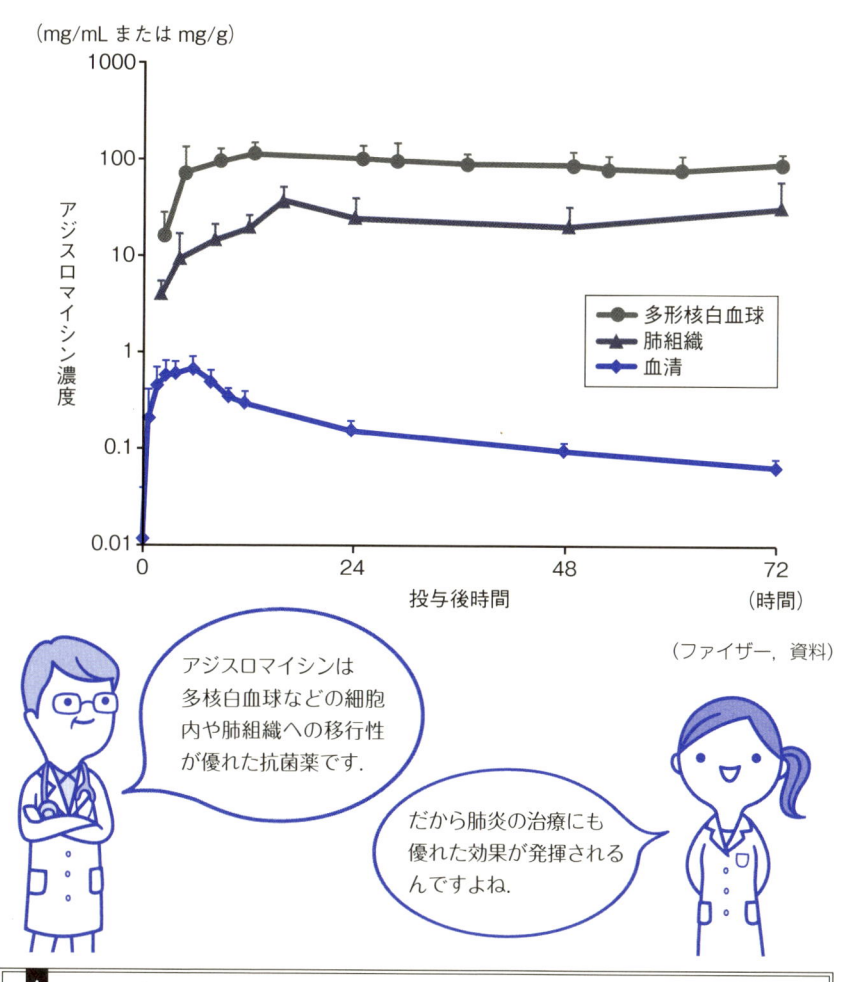

(mg/mL または mg/g)

縦軸:アジスロマイシン濃度
横軸:投与後時間 (時間)

凡例:
- 多形核白血球
- 肺組織
- 血清

(ファイザー,資料)

> アジスロマイシンは多核白血球などの細胞内や肺組織への移行性が優れた抗菌薬です.

> だから肺炎の治療にも優れた効果が発揮されるんですよね.

❗Notice!

マクロライド系薬はエリスロマイシンを除き,すべての薬剤が経口薬であったため,これまで,重症の感染症の治療には胃管などから投与していた.エリスロマイシンの注射薬は血管痛などの副作用があり,使いにくい薬剤であった.しかし,わが国でもアジスロマイシンの注射薬が使用可能となったため,今後は重症感染症ではアジスロマイシンの注射薬を投与すればよく,無理に経口薬を使用する必要はなくなった.

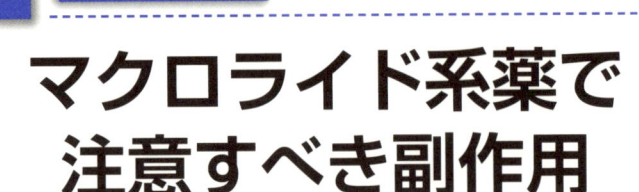

chapter 6-5 マクロライド系薬

マクロライド系薬で注意すべき副作用

　すべての抗菌薬はヒトの体内にない成分であるため，何らかの副作用があるが，マクロライド系薬は比較的副作用が少なく，安全性の高い薬剤と考えられる．

　マクロライド系薬の副作用として，最も頻度が高いものは，胃部不快感，嘔気，下痢などの消化器症状である．これは，マクロライド系薬自体が胃腸管運動促進活性であるモチリン様作用を有していることに起因する．特に下痢は頻度の高い副作用であるが，たとえばペニシリン系薬の投与による腸内細菌叢の乱れに伴う下痢と異なり，投与初期に出現し，早期に消失する．また，ペニシリン系薬による下痢発症を予防するための乳酸菌製剤の併用などは意味がないため，投与に際しては，服用後に下痢が起こることがあることや，投与を継続しても下痢は消失していくことなどを患者に説明することが重要である．また，マクロライド系薬は肝臓で代謝されるため，腎機能障害より，むしろ肝機能障害の副作用を認める頻度が高い．

　さらに**マクロライド系薬を投与するときに注意すべきことは薬物相互作用である**．マクロライド系薬は薬物代謝酵素であるCYP3A4と結合し代謝されるため，CYP3A4により代謝される他の薬剤の代謝を阻害し，結果としてその薬剤の血中濃度が上昇し，副作用が発現しやすくなる．**最も注意すべき副作用はQTc時間延長による心室性頻拍(torsades de pointes)であり，ピモジド(pimozide)は併用禁忌の薬剤である**．その他，CYP3A4の阻害作用で血中濃度が上昇する薬剤として，テオフィリン(theophylline)，シクロスポリン(cyclosporin)，タクロリムス(tacrolimus)，ワルファリン(warfarin)などの薬剤があり，それぞれの薬剤の血中濃度が上昇するため，副作用が発現しやすくなったり，その薬剤の薬理作用が強く現れたりする．

マクロライド系薬を投与する際に注意すべきこと

①副作用
- ▶ 消化器症状
  - ・胃部不快感，嘔吐，嘔気，下痢
- ▶ 肝機能障害

②薬物相互作用
- ▶ 薬物代謝酵素であるCYP3A4に結合
- ▶ QTc時間延長による不整脈（torsades de pointes）
- ▶ 血中濃度における影響

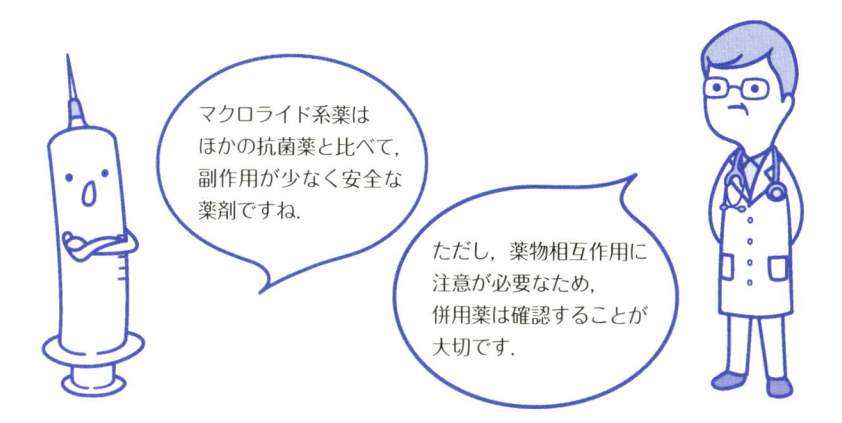

> マクロライド系薬はほかの抗菌薬と比べて，副作用が少なく安全な薬剤ですね．

> ただし，薬物相互作用に注意が必要なため，併用薬は確認することが大切です．

➤ CHECK!
イトラコナゾール（itraconazole）はマクロライド系薬のCYP3A4拮抗作用により，イトラコナゾールの血中濃度を低下させる．またリファンピシン（rifampicin）はCYP3A4を誘導し，マクロライド系薬の代謝を促進することによって，マクロライド系薬の有効血中濃度が得られないなど併用する際には注意が必要である．

chapter 6-6 マクロライド系薬

抗菌薬として以外のマクロライド系薬の意外な作用

　わが国の呼吸器内科医によって，びまん性汎細気管支炎の治療におけるマクロライド系薬の少量長期療法の有効性が確立された．この作用はマクロライド系薬が抗菌活性を有していない緑膿菌が感染している症例でもきわめて有効であることや，抗菌薬として常用量の半量で有効であることから，マクロライド系薬のもつ抗菌薬としての薬理作用以外の何らかの作用に起因するものであると考えられた．ただし，この効果はエリスロマイシン（erythromycin）やクラリスロマイシン（clarithromycin）などの14員環マクロライド系薬には認められるが，16員環マクロライド系薬には認められない．

　現在では，**マクロライド系薬の少量長期療法は，慢性炎症性気道疾患や慢性副鼻腔炎にも応用され，臨床効果が認められている**．この抗菌薬としての作用以外のマクロライド系薬の作用は抗炎症作用と考えられており，気道分泌およびムチン産生の抑制，好中球遊走活性を有するIL-8や好中球エラスターゼ，マクロファージの分化誘導能などの炎症細胞に対する作用など，生体に対する抗炎症作用がある．また，細菌のバイオフィルム形成抑制，クオラムセンシング機構に対する抑制効果など，細菌に対する抗炎症作用も同時に認められる．

　ライノウイルスやRS（*respiratory syncytial*）ウイルスの感染抑制効果や，インフルエンザウイルス感染のマウスモデルにおいて，他の抗菌薬とアジスロマイシン（azithromycin）を併用することによって，**インフルエンザによる肺障害が抑制され，優れた治療効果が認められるなど，抗菌薬としての作用以外のマクロライド系薬の優れた作用が注目されている**．

慢性気道感染症の気道炎症病態とマクロライド系薬の作用点

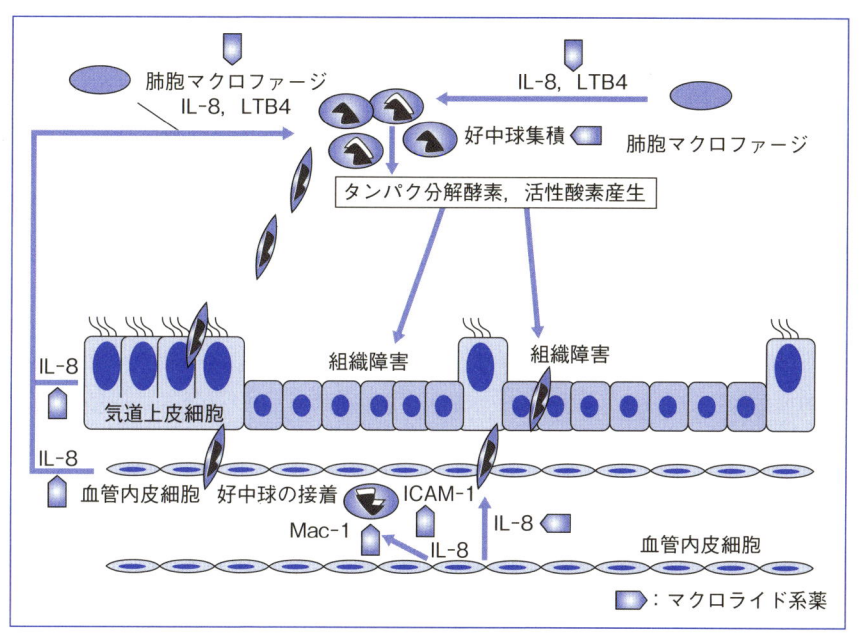

(河野茂. マクロライド系薬の見直しと展望. 東京：メディカルトリビューン；2011.)

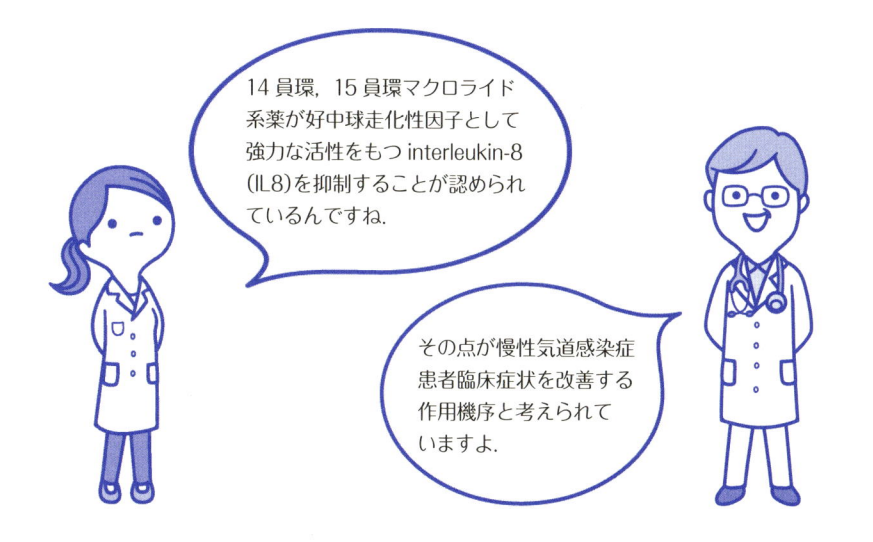

> 14員環，15員環マクロライド系薬が好中球走化性因子として強力な活性をもつinterleukin-8 (IL8)を抑制することが認められているんですね.

> その点が慢性気道感染症患者臨床症状を改善する作用機序と考えられていますよ.

chapter 7-1 抗MRSA薬

抗MRSA薬の種類と特徴

　抗MRSA薬とはメチシリン耐性黄色ブドウ球菌(MRSA)の各種感染症に対して有効な抗菌薬である．わが国ではMRSA以外の菌種にも抗菌活性を有する薬剤であっても，抗MRSA薬として使用するときには，一部の例外を除き他の菌が原因となる感染症の治療には用いられない．現在，わが国で抗MRSA薬とされる抗菌薬は4系統5薬剤のみである．

　バンコマイシン(vancomycin)とテイコプラニン(teicoplanin)はグリコペプチド系薬に分類され，MRSAの細胞壁合成阻害により殺菌的に作用する薬剤である．特にバンコマイシンは国内外でMRSA感染症の標準的な治療薬として位置づけられている．テイコプラニンもバンコマイシンと基本的には同じ作用機序の薬剤であるが，やや安全性に優れているとされる．

　アルベカシン(arbekacin)はアミノ配糖体としての抗MRSA薬であり，わが国のみで使用されている．他のアミノ配糖体と同様にタンパク合成阻害により，殺菌的に作用する．この薬剤はMRSAのほか，グラム陰性菌にも抗菌活性を有している．

　リネゾリド(linezolid)はオキサゾリジノン系薬に分類される抗MRSA薬であり，タンパク合成阻害作用によって抗菌活性を示すが，MRSAには静菌的に作用する．当初はバンコマイシン耐性腸球菌(VRE)感染症の治療薬として使用されたが，その後，抗MRSA薬としての適応が拡大した．

　ダプトマイシン(daptomycin)は最も新しい抗MRSA薬である．敗血症や複雑性皮膚軟部組織感染症には有効であるが，肺炎には無効である．

> **Notice!**
> バンコマイシンとテイコプラニンはTDM(therapeutic drug monitoring)により血中の薬物濃度を測定し，有効性と安全性を確認しながら投与量を調整する．

抗MRSA薬の特徴

薬剤	バンコマイシン	テイコプラニン	アルベカシン	リネゾリド	ダプトマイシン
系統	グリコペプチド	グリコペプチド	アミノ配糖体	オキサゾリジン	ポリペプチド
作用機序	細胞壁合成阻害	細胞壁合成阻害	タンパク合成阻害	タンパク合成阻害	細胞膜脱分極
殺菌性	弱い	弱い	強い	なし	強い
TDM必要性	あり	あり	あり	なし	なし

TDM：therapeutic drug monitoring

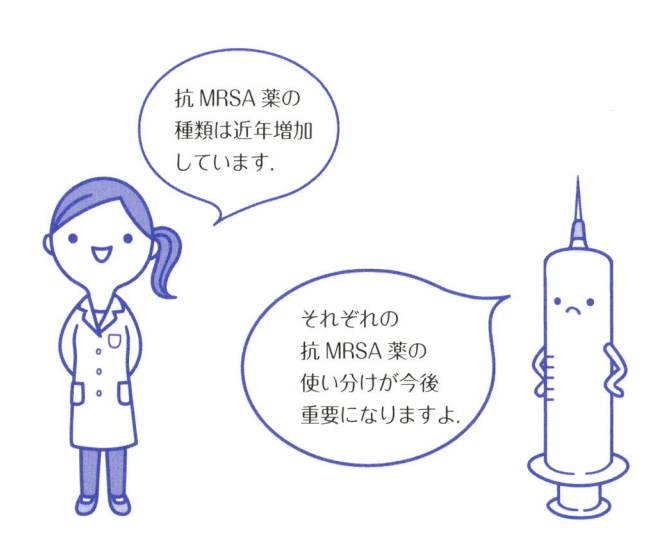

抗MRSA薬の種類は近年増加しています．

それぞれの抗MRSA薬の使い分けが今後重要になりますよ．

→ CHECK!

アルベカシンはPK/PDの理論から1日1回の投与でより優れた臨床効果が期待できる．使用に際してはTDMを行い，有効性と安全性が得られる至適投与量を決める．

chapter 7-2 抗MRSA薬

このMRSA感染症には この薬剤

　抗MRSA薬としてバンコマイシン（vancomycin）は標準的な薬剤であり，適応症も最も幅広くさまざまなMRSA感染症の治療に用いられる．

　バンコマイシン耐性の機序としてバンコマイシン耐性遺伝子 *Van*A および *Van*B があり，この遺伝子がMRSAに挿入されるとバンコマイシン耐性黄色ブドウ球菌（VRSA）が誘導される．このVRSAはバンコマイシンに高度耐性となるが，最初の分離株がわが国で検出されて以降は，臨床で分離されることはきわめてまれである．ただし，バンコマイシンが臨床的に広く使用されてから，**バンコマイシンの最小発育阻止濃度（MIC）が 2μg/mL を示す菌の分離率が増加しており，そのような菌によるMRSA感染症では臨床効果が劣るとする報告もあり，今後の注意が必要である**．

　テイコプラニン（teicoplanin）も基本的にはバンコマイシンと大きな違いはないが，バンコマイシンに比して腎機能障害の程度が小さいとされ，腎機能の悪い症例では選択されることがある．アルベカシン（arbekacin）はMRSA感染症の治療として尿路感染症以外では選択されない．腎臓や尿路系を除けば，他の組織への移行は不良である．しかし，他の抗MRSA薬がグラム陰性菌にはまったく抗菌活性を有していないのに対して，**アルベカシンは緑膿菌などのグラム陰性菌にも抗菌活性を有しているため，原因菌がMRSA以外にも考えられるときには，β-ラクタム系薬と併用されることもある**．リネゾリド（linezolid）はバンコマイシンの移行性が悪い肺組織への移行性が優れており，MRSA肺炎の治療には最も有効である．ダプトマイシン（daptomycin）は敗血症や複雑性皮膚軟部組織感染症の治療に際して，他の抗MRSA薬が使用できないときに選択される．

IDSA（米国感染症学会）のMRSA感染症治療ガイドライン（2011年）における抗MRSAの使い方

複雑性皮膚軟部組織感染症	バンコマイシン リネゾリド ダプトマイシン
菌血症 感染性心内膜炎（自然弁）	バンコマイシン ダプトマイシン
感染性心内膜炎（人工弁）	バンコマイシン
肺炎	バンコマイシン リネゾリド
化膿性関節炎 骨髄炎	バンコマイシン ダプトマイシン リネゾリド
髄膜炎	バンコマイシン リネゾリド

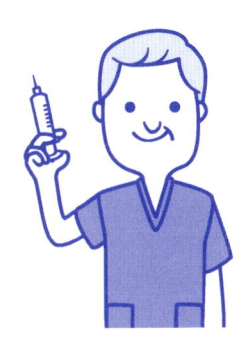

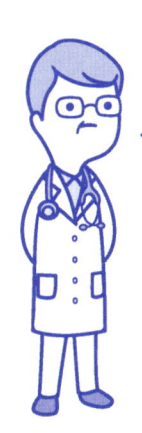

現在では抗MRSA薬の種類が増えてきたため，それぞれのMRSA感染症に対して最も有効な薬剤を選択することが大切です．

また，副作用などで第1選択薬が使用できないときも代替薬が使用できます．

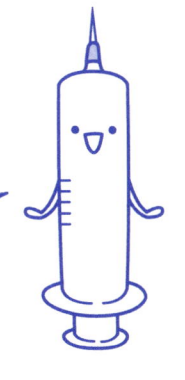

! Notice!

バンコマイシンは気管支上皮や髄液などの組織移行性が劣るため，そのような部位にMRSAが感染したときには十分な治療効果が得られないことがある．バンコマイシンは注射薬のほかに，内服薬が使用可能であるが，内服薬は腸管からまったく吸収されないため，MRSA腸炎の治療にのみ用いられる．

chapter 7-3 抗MRSA薬

"TDM"で抗MRSA薬を上手に使う

　抗MRSA薬のなかで，バンコマイシン(vancomycin)，テイコプラニン(teicoplanin)，アルベカシン(arbekacin)の3薬剤はその使用に際して，TDM(therapeutic drug monitoring)を実施し，血中濃度を測定した結果から有効性および安全性が確保できる投与計画を立てることが大切である．また，リネゾリド(linezolid)とダプトマイシン(daptomycin)の2薬剤はTDMが不要であり，リネゾリドの経口薬は，腸管からすべて吸収され，注射薬と同等の血中濃度が得られるため，患者の状況によって注射薬から経口薬へのスイッチ療法が可能である．

　抗MRSA薬のTDMは基本的にはピーク値とトラフ値を測定し，用法および用量を決める．測定は投与開始3～4日後に実施する．ピーク値は点滴終了直後ではなく，ある一定の時間が経過してから採血し測定する．トラフ値は次回点滴開始直前に採血し測定する．

　バンコマイシンはPK/PDの理論からその臨床効果はAUC/MICに関連するとされ，AUC/MIC値が400以上になるように投与計画を行う．そのため，MRSAの最小発育阻止濃度(MIC)が1μg/mL未満の場合は，トラフ値を15～20μg/mLに保つ投与法を行う．トラフ値の管理は，バンコマイシンの臨床効果を確保するためのTDMである．**最近の報告では，バンコマイシンの副作用として最も注意が必要である腎障害と血中濃度の関係は明確ではなく，安全性を確保するためのTDMは不要であるとの見解もある．**テイコプラニンに関してはピーク値の測定は不要であり，トラフ値を5～10μg/mLとするように投与する．アルベカシンは臨床効果が最高血中濃度に関係するため，ピーク値が9～20μg/mLとなるように投与する．また，副作用としての腎機能障害を防ぐために，トラフ値は2μg/mL以下とする．

抗MRSA薬の標準的な用法および用量

バンコマイシン
- 1回0.5gを1日4回または1回1gを1日2回
- 高齢者では，1回0.5gを1日2回または1回1gを1日1回
- 点滴時間は60分以上

テイコプラニンン
- 初日400mgまたは800mgを2回に分け，以降1日1回200mgまたは400mg
- 敗血症には初日800mgを2回に分け，以降1日1回400mg

アルベカシン
- 1日1回150〜200mg（必要に応じて1日2回に分けることもできる）
- 点滴静注が困難な場合は，1日150〜200mgを1回または2回に分けて筋肉内注射

リネゾリド
- 1回600mgを1日2回，経口または点滴静注

ダプトマイシン
- 敗血症および感染性心内膜炎；1日1回6mg/kg
- 皮膚・軟部組織感染症；1日1回4mg/kg

chapter 7-4 抗MRSA薬

抗MRSA薬の使いすぎに注意

抗菌薬を知りつくす

　わが国以外の諸外国では，抗MRSA薬であっても他の原因菌の感染症の治療薬として臨床的に広く用いられている．たとえば，バンコマイシン（vancomycin）はグラム陰性菌にはまったく抗菌活性を有していないが，グラム陽性菌に対してはMRSA以外でもメチシリン感受性黄色ブドウ球菌（MSSA）や肺炎球菌，なかでもペニシリン耐性肺炎球菌（PRSP），レンサ球菌などの感染症にも有効な薬剤である．しかし，わが国ではバンコマイシンのペニシリン耐性肺炎球菌の適応を除けば，すべての抗MRSA薬はMRSA感染症以外の治療には使用できない．限られた条件下で抗MRSA薬を使用することで，抗MRSA薬に耐性を示すMRSAの増加を防いでいる．

　抗MRSA薬は以前に比べて種類が増えてきたが，いまだ限られた薬剤であるため，今後も適正使用の遵守が必要となる．そのためには，微生物学的検査からMRSAが検出されたときも安易に抗MRSA薬を投与しないことが必要である．**特に血液や髄液などの無菌的な検体を除き，他の部位からMRSAが検出されたときには，感染症の原因菌であるか，単に定着菌または保菌として検出されたか否かを判断することが重要となる．**判断は，菌量や貪食などの微生物学的検査の情報や，画像検査，炎症反応，局所の所見などそれぞれの症例に応じて行う．多くの医療機関では抗MRSA薬の使用に際して，院内感染対策室や感染症専門医などへの届け出や許可が必要となることがある．このことも抗MRSA薬の適正使用への一つの試みである．

◆ CHECK!

バンコマイシンはバンコマイシン耐性腸球菌（VRE）を誘導する．その治療薬として唯一使用可能なリネゾリド（linezolid）を適正使用することによって，VRE感染症治療薬としての有効性を維持していく必要がある．

MRSA 感染症診断チェックリスト

① MRSA が検出された場合

☐	通常無菌の部位から検出(血液・胸水・髄液・血管内留置カテ・関節液・骨組織)	治療を開始
☐	定着か感染か不明	②を参考に治療を決定

② 検出された MRSA が定着・感染の区別(喀痰,尿,便,分泌物,カテ先)には下記の項目を参考に判断する.チェック項目が多いほど,可能性は高くなるが,臨床経過やその他の症状を参考にする

肺炎	☐	発熱,咳などの症状がある
	☐	画像で肺炎の存在を確認
	☐	白血球数・CRP など炎症反応が陽性
	☐	膿性喀痰,グラム染色で貪食像がある
	☐	喀痰中に MRSA が $10^{6 \sim 7}$ CFU/mL 以上存在する
尿路感染症	☐	発熱などの臨床症状がある
	☐	膿尿の存在
	☐	尿中に MRSA が 10^4 CFU/mL 以上存在する
	☐	白血球数・CRP など炎症反応が陽性
腸炎	☐	発熱,下痢など臨床症状がある
	☐	白血球数・CRP など炎症反応が陽性
皮膚潰瘍,外傷・熱傷及び手術創等の二次感染,皮膚・軟部組織感染症	☐	発熱,発赤・腫脹・熱感・排膿などの臨床症状がある
	☐	白血球数・CRP など炎症反応が陽性

③ MRSA が検出されなくても,下記の項目では MRSA 感染症を考慮する
　感染症が疑われる症例で,かつ以下のいずれかに該当する場合には MRSA の関与も否定出来ないので,細菌検査を再度実施する.なお,前投与抗菌薬や臨床経過,疾患の重症度を考慮して抗 MRSA 薬の使用を検討する.
　●先行抗菌薬が無効の場合
　●真菌感染症が否定された場合
　●易感染状態の宿主
　●長期入院の症例

④ 術前に MRSA が分離されている患者の手術
　術前に MRSA を保菌している患者に手術を行う場合の抗 MRSA 薬の投与についてはエビデンスが確立されていない.

(河野茂編.MRSA―基礎・臨床・対策.東京:医薬ジャーナル社;2010.)

chapter 7-5 抗MRSA薬

抗MRSA薬は腎機能障害に注意

　バンコマイシン（vancomycin）とテイコプラニン（teicoplanin）のグリコペプチド系の抗MRSA薬は，副作用として腎機能障害に注意が必要である．以前はバンコマイシンの腎機能障害を防ぐためにはTDM（therapeutic drug monitoring）が有効であり，ある一定のピーク値を超えない血中濃度となるように用法および用量が設定されていたが，最近では腎機能障害はTDMでは防ぐことはできず，頻回に腎機能をチェックすることがより効果的とされている．ただし，バンコマイシンの単剤投与では腎機能障害を認めることは少ないが，副作用として腎機能障害が多い他の抗菌薬と併用すると出現しやすくなるため，注意が必要となる．特にアミノ配糖体との併用は高率に腎機能障害を認めるため十分注意する．

　バンコマイシンによる聴神経障害の発生頻度はきわめて低い．また，バンコマイシンを短時間で点滴静注するといわゆるredman症候群が認められることがある．これは点滴部位の局所のヒスタミン遊離作用によるもので，即時型アレルギー反応とは異なる．症状としては，顔や頸部，躯幹にかゆみや熱感を伴う紅斑が認められる．

　アルベカシン（arbekacin）は他のアミノ配糖体と同様に腎障害や聴神経障害が認められる．聴神経障害は不可逆性となるため注意が必要である．

　リネゾリド（linezolid）は，バンコマイシンやアルベカシンのような腎機能障害を認めないため，腎障害のある症例でも使用しやすい．ただし，注意すべき副作用として骨髄抑制に伴う血球減少があり，投与期間が14日以上になると血小板減少や貧血を認めることがある．多くの場合は投与を中止すれば1〜2週間で正常に回復する．

> **! Notice!**
> ダプトマイシン（daptomycin）は腎機能障害を認めないが，CPKの増加や，一部に薬剤性の好酸球性肺炎を認めることがある．

腎不全患者への処方設計の概念

腎機能不全患者に常用量を投与した場合

有効域

トラフ値の上限

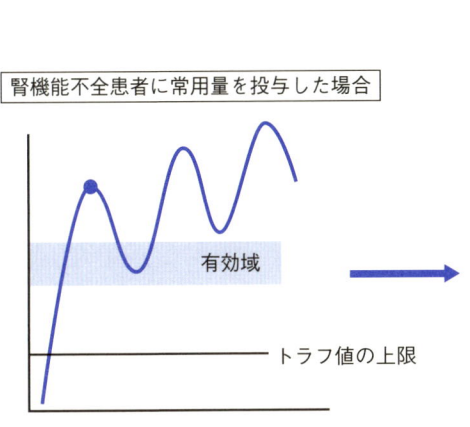

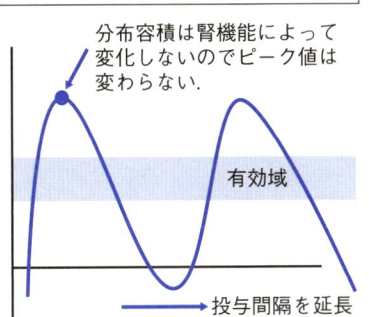

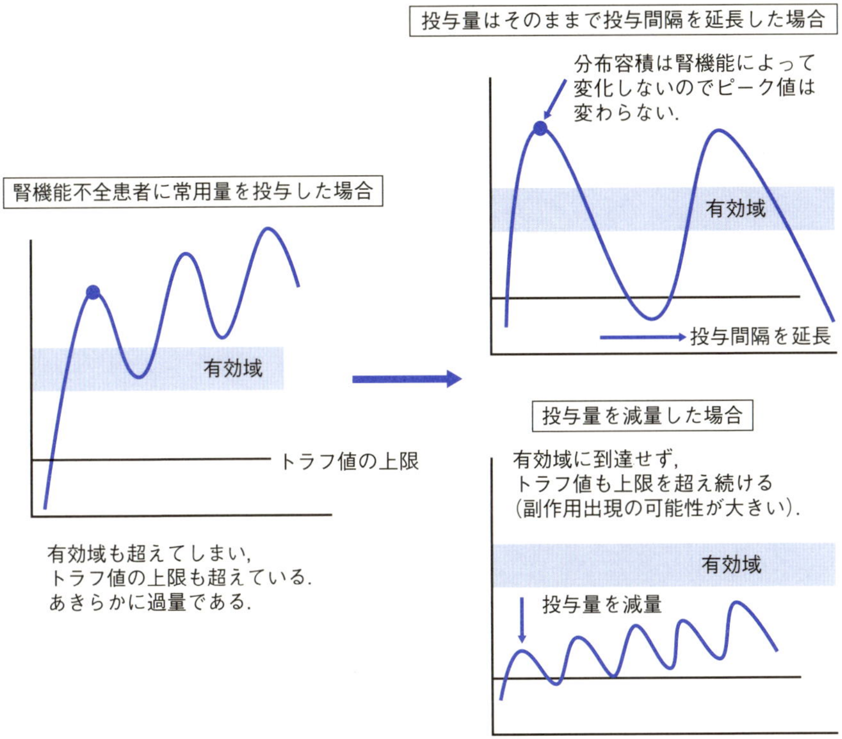

有効域も超えてしまい，トラフ値の上限も超えている．あきらかに過量である．

投与量はそのままで投与間隔を延長した場合

分布容積は腎機能によって変化しないのでピーク値は変わらない．

有効域

投与間隔を延長

投与量を減量した場合

有効域に到達せず，トラフ値も上限を超え続ける（副作用出現の可能性が大きい）．

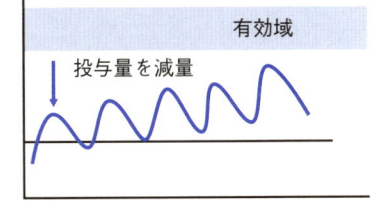

有効域

投与量を減量

(河野茂編．MRSA —基礎・臨床・対策．東京：医薬ジャーナル社；2010．)

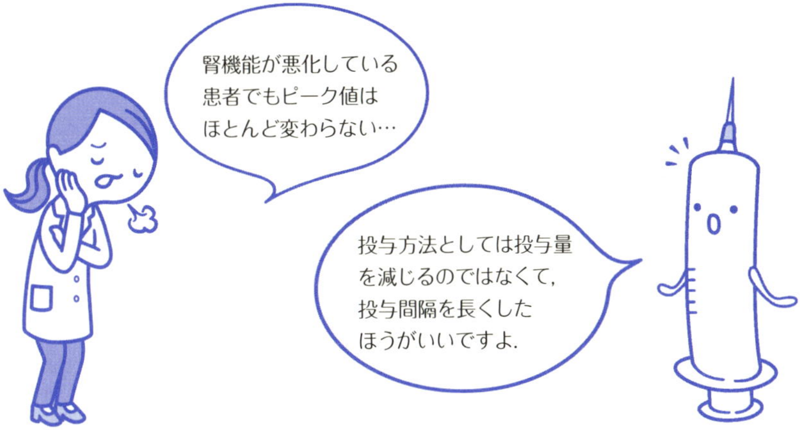

腎機能が悪化している患者でもピーク値はほとんど変わらない…

投与方法としては投与量を減じるのではなくて，投与間隔を長くしたほうがいいですよ．

chapter 8-1

番外編　知っておくと意外に便利な抗菌薬

幅広い抗菌活性をもつミノサイクリン

　ミノサイクリン（minocycline）はテトラサイクリン系の抗菌薬であり，グラム陽性菌からグラム陰性菌まで幅広く抗菌活性を有しているとともに，リケッチア，クラミドフィラ，マイコプラズマなどの細胞内寄生性の非定型菌にも有効な抗菌薬である．新規のβ-ラクタム系薬が開発される以前はさまざまな感染症の治療薬として使用されてきた．そのため，現在では多くの菌が耐性菌となっており，有効な感染症はごく限られている．

　ミノサイクリンは細菌の30Sリボゾーマルサブユニットに結合し，タンパク合成を阻害することによって抗菌活性を示す．ヒト細胞の80Sリボゾームには結合性が弱いため，副作用が少ない薬剤とされる．しかし，リボゾーム保護タンパクの発現により容易に耐性となるため，現在では多くの菌が耐性菌となっている．

　ミノサイクリンは経口薬と注射薬が使用可能であるが，経口薬の生体利用率（bioavailability）も高く，経口投与でも十分な血中濃度が得られる．吸収された薬剤は胆汁に移行し，肝臓で代謝され，腎臓から10％程度，便中から20％程度排出される．臓器移行性は比較的良好であり，また細胞内移行性も優れているため，細胞内寄生性の原因菌にも有効である．

　細菌感染症の治療にはミノサイクリンを単剤で使用することは少なく，β-ラクタム系薬など他の抗菌薬と併用する．**クラミドフィラ，マイコプラズマ，リケッチアなどの感染症が疑われるときには，選択肢の一つとなる．また，人獣共通感染症の原因菌に有効であるため，病歴上から人獣共通感染症が強く疑われるときには適応が多い．**

> **Notice!**
> 近年，小児を中心にマクロライド耐性肺炎マイコプラズマの急増が問題となっている．その耐性マイコプラズマに対してもミノサイクリンは数少ない有効な治療薬の1つである．

意外な感染症に有効なミノサイクリン

非定型病原体
▶ マイコプラズマ，クラミドフィラ，リケッチア

人獣共通感染症
▶ Q熱，猫ひっかき病など

MRSA感染症

バイオテロによる感染症
▶ 炭疽病，ペスト，野兎病など

> ミノサイクリンは意外な感染症の治療薬として有効ですよね．

> 一般的な感染症では単剤で用いられることはなく，他の抗菌薬と併用して使われます．

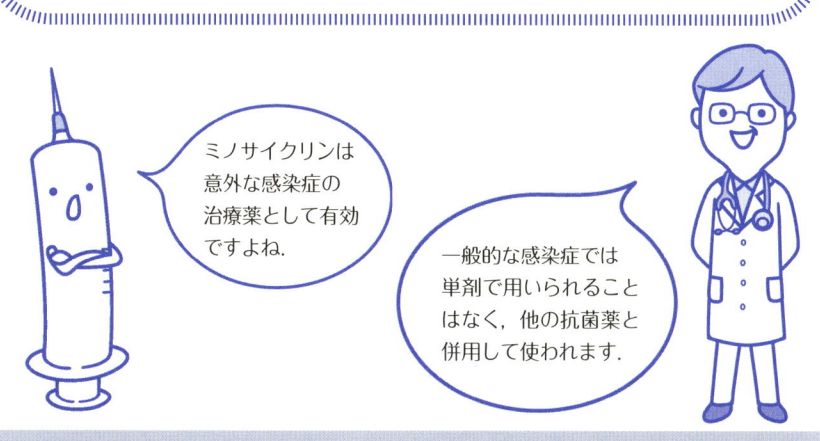

◯ CHECK!

米国では炭疽病，ペスト，野兎病などのバイオテロに関係する感染症の治療や予防に用いられる．副作用が比較的少なく，アレルギー反応もきわめてまれであるが，小児に対しては歯牙の形成不全や骨の成長抑制などの副作用があるため，妊婦および8歳以下の小児には投与しない．

chapter 8-2

番外編　知っておくと意外に便利な抗菌薬

マクロライド系薬に似たクリンダマイシン

　クリンダマイシン（clindamycin）はリンコマイシン系抗菌薬であり，細菌の50Sリボゾーマルサブユニットに結合し，タンパク合成を阻害し，静菌的な抗菌活性を示す．抗菌活性や作用機序が似ているため，マクロライド系薬に類似する抗菌薬と考えられている．

　クリンダマイシンは主に*Bacteroides fragilis*などの嫌気性菌に対して抗菌活性を認めるが，近年では耐性菌が増加しており，嫌気性グラム陰性菌に対する抗菌活性は，β-ラクタマーゼ阻害薬配合ペニシリン系薬やカルバペネム系薬に比して，むしろ劣っている．

　肺，肝臓，胆汁などへの移行性は高く，細胞内移行性もある程度認められる．主に肝臓で代謝され，胆汁中に排泄されるため，腎機能障害を認める症例でも用量を減らす必要はない．

　嫌気性菌が原因菌とされる誤嚥性肺炎，肺膿瘍，腹腔内感染症，骨盤内感染症などに有効であるが，単剤で使用されることは少なく，β-ラクタム系薬や他の抗菌薬と併用される．安全性は比較的高いが，薬物相互作用に注意が必要である．エリスロマイシン（erythromycin）などのマクロライド系薬は細菌の50Sリボゾーマルサブユニットに対する結合性がより高いため，併用すればクリンダマイシンの効果は認められなくなる．また，神経筋遮断作用を有するため，末梢性筋弛緩薬を併用すると筋弛緩作用を増強することがあり，注意が必要である．

> **Notice!**
> クリンダマイシンは経口薬と注射薬があるが，注射薬は急速静注によって心停止をきたすことがあるため，十分な時間をかけて点滴静注する．また，嫌気性菌に抗菌活性を有するため，腸内細菌叢の増殖を抑制し，*Clostridium difficile*による偽膜性大腸炎を引き起こすことがあるので注意が必要である．

主な嫌気性菌における抗菌薬の選択

嫌気性菌	第1選択薬	第2選択薬
Peptostreptococcus 属 *Finegoidia* 属 *Micromonas* 属 *Peptoniphilus* 属	ペニシリン系薬	クリンダマイシン
Clostridium 属	ペニシリン系薬	クリンダマイシン セフメタゾール
Clostridium difficile	メトロニダゾール	バンコマイシン
β-ラクタマーゼ非産生グラム陰性桿菌	ペニシリン系薬	クリンダマイシン ピペラシリン
β-ラクタマーゼ産生グラム陰性桿菌	カルバペネム系薬 β-ラクタマーゼ阻害薬配合ペニシリン系薬	セフメタゾール フロモキセフ クリンダマイシン

(日本化学療法学会，日本嫌気性感染症研究会編．嫌気性菌感染症診断・治療ガイドライン．東京：協和企画；2007．)

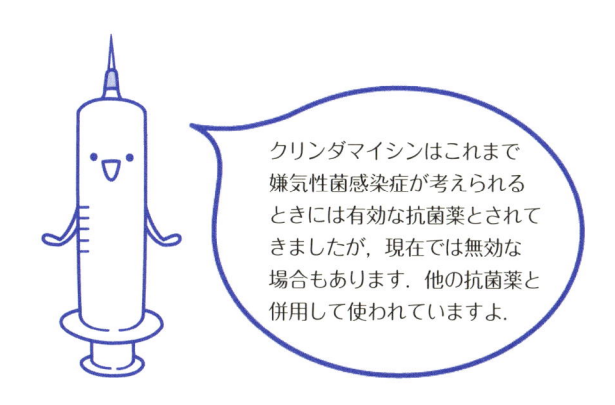

> クリンダマイシンはこれまで嫌気性菌感染症が考えられるときには有効な抗菌薬とされてきましたが，現在では無効な場合もあります．他の抗菌薬と併用して使われていますよ．

chapter 8-3

番外編　知っておくと意外に便利な抗菌薬

β-ラクタム系薬に似た アズトレオナム

　アズトレオナム（aztreonam）はモノバクタム系薬に分類される抗菌薬であり，基本骨格はβ-ラクタム系薬と類似している．作用機序もβ-ラクタム系薬と同様に細菌の細胞壁合成阻害によって殺菌的に抗菌活性を示す．緑膿菌を含むグラム陰性菌には優れた抗菌活性を認めるが，グラム陽性菌や嫌気性菌にはまったく抗菌活性を示さない．また，β-ラクタマーゼに対して比較的安定であるため，β-ラクタマーゼ産生のグラム陰性菌に対しても抗菌活性は減弱しない．抗菌スペクトルは狭いため，腸内細菌などの正常細菌叢に対する影響も少ない．

　注射薬のみ使用可能で，中等症以上のグラム陰性菌が原因となる尿路感染症，胆道感染症，慢性気道感染症や敗血症が治療の対象となる．しかし，抗菌活性がグラム陰性菌に限られるため，単剤で使用することは不適であり，エンピリックに投与するときにはグラム陽性や嫌気性菌に抗菌活性を示すクリンダマイシン（clindamycin）や他の抗菌薬と併用することが一般的である．

　副作用はβ-ラクタム系薬と同じものが多く，アレルギー反応によるアナフィラキシーショックを起こすこともある．また，急性腎不全などの腎機能障害や，顆粒球減少症や無顆粒球症などの副作用を認めることがある．

　相互作用として，利尿剤との併用により腎機能障害が発現しやすくなるため，併用には注意が必要である．また，アズトレオナムは現時点で有効な抗菌薬がない薬剤耐性緑膿菌（MDRP）に対して，試験管内でアミノ配糖体であるアミカシン（amikacin）と併用することによって相乗効果が報告されており，MDRPの敗血症の治療の選択枝として今後の臨床効果が期待されている．

➲ CHECK!

アズトレオナムは生体内ではほとんど代謝されず，腎臓から排泄されるため，腎機能障害のある場合は用量を減らす必要がある．

薬剤耐性緑膿菌(MDRP)における アミカシン(AMK)と他の抗菌薬の併用効果

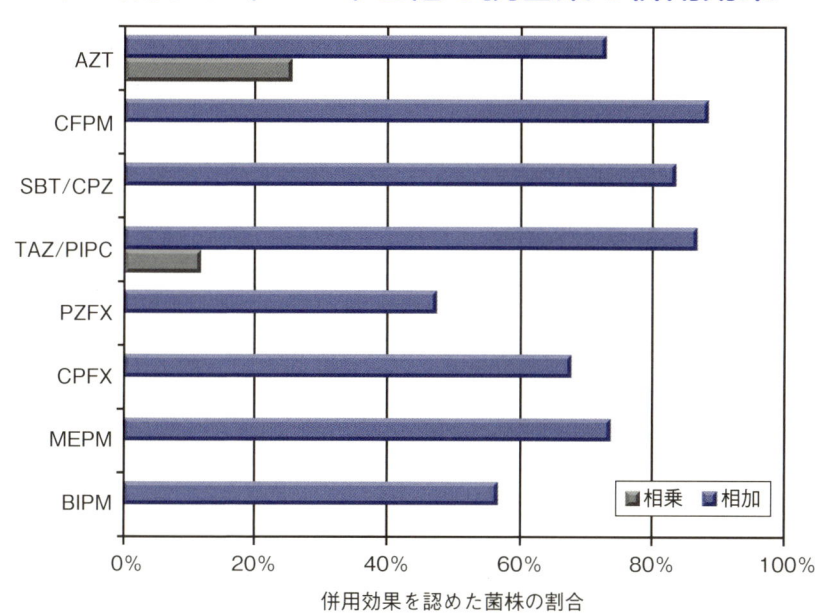

凡例: ■相乗 ■相加

抗菌薬	併用効果を認めた菌株の割合
AZT	相加 約73%、相乗 約25%
CFPM	相加 約88%
SBT/CPZ	相加 約83%
TAZ/PIPC	相加 約87%、相乗 約12%
PZFX	相加 約47%
CPFX	相加 約67%
MEPM	相加 約73%
BIPM	相加 約57%

AZT:アズトレオナム, CFPM:セフェピム, SBT/CPZ:スルバクタム/セフォペラゾン,
TAZ/PIPC:タゾバクタム/ピペラシリン, PZFX:パズフロキサシン,
CPFX:シプロフロキサシン, MEPM:メロペネム, BIPM:ビアペネム

(前﨑繁文ほか. Jpn J Antibiot 59;11, 2006.)

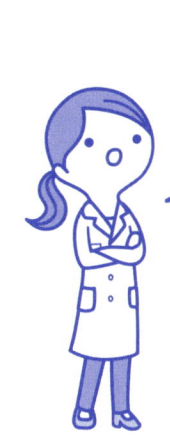

> ほとんどの抗菌薬に耐性を示す薬剤耐性緑膿菌(MDRP)に対してアズトレオナムとアミカシンの併用が試験管内で有効ですね.

> 多剤耐性グラム陰性菌にはアズトレオナムが有効な場合もあり, 今後の治療の選択肢の一つと考えられています.

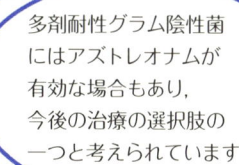

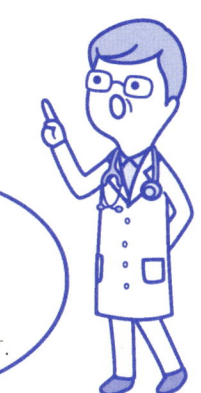

第1章のまとめ

- **ペニシリン系薬**は時間依存性の薬剤．投与回数と投与時間が決め手となる．
- **セフェム系薬**は多くの種類があり，抗菌活性も多彩だが，選択する際は耐性菌を念頭に置くこと．
- **アミノ配糖体**は他の抗菌薬と比較して耐性菌を作りにくい．併用薬として使えばまだまだ有効．
- **カルバペネム系薬**は広域スペクトル．de-escalation の考え方を遵守して投与する．
- **キノロン系薬**は比較的副作用が少ないものの，併用薬によっては注意が必要．
- **マクロライド系薬**は非定型菌による感染症に最も有効．細胞内や肺組織への移行性に優れている．
- **抗 MRSA 薬**は種類が増えたため，それぞれの薬剤に応じた使い分けを考える．

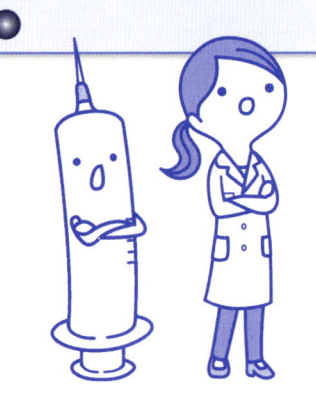

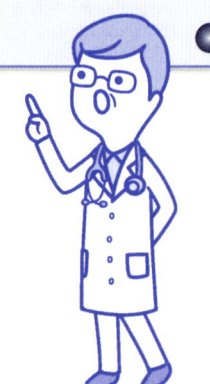

第2章

感染症はこう叩け！

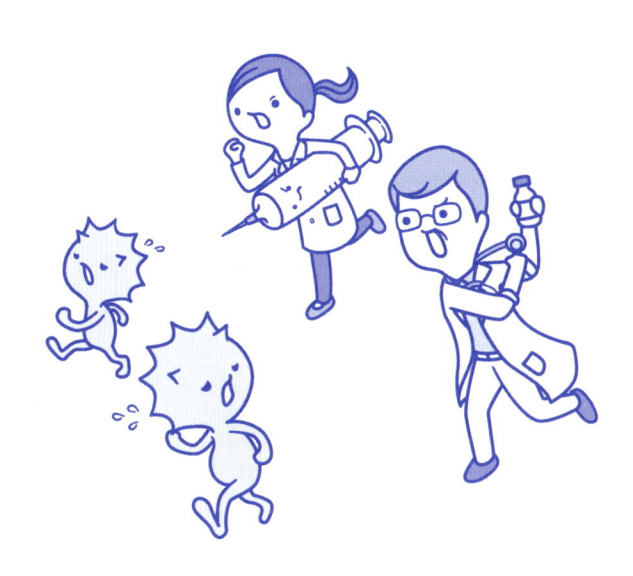

chapter 1-1

全身性

血液培養検査は2セット，2か所で治療を開始

敗血症

　敗血症とは，感染の原発巣を越えて炎症が全身に波及した病態を示す．そのため，高熱，頻脈，頻呼吸などの全身性の反応を示す臨床症状を伴う．以前は血液培養で原因菌が検出されることが敗血症と考えられていたが，現在では感染局所から全身に炎症が波及して生じる全身性炎症反応症候群（systemic inflammatory response syndrome；SIRS）として，広く解釈されている．

　原因菌は基礎疾患や感染病巣の部位から頻度の高い菌が想定される．たとえば，好中球減少患者では，緑膿菌やコアグラーゼ陰性ブドウ球菌（CNS）や腸球菌が多く，血管内留置カテーテル患者では，メチシリン耐性黄色ブドウ球菌（MRSA），CNS，カンジダが多い．さらに尿路カテーテル留置患者では緑膿菌などの薬剤耐性グラム陰性桿菌，肝・胆道感染症例では大腸菌，バクテロイデス，肺炎桿菌が多く，さらに褥瘡を伴う患者では，MRSAや緑膿菌が多い．

　<u>診断には血液培養検査を行う．血液培養は静脈血で少なくとも2回，2か所以上から検体を採取する．皮膚の常在菌による汚染を防ぐために，採血部位は厳重に消毒する．血液培養と感染原発巣の分離菌が一致したときには，原因菌と判断してよい</u>．そのほかに補助診断法として，血清中プロカルシトニンやβ-グルカンの測定がなされるが，非特異的な反応もあるため，陽性結果は感染病巣や他の臨床所見から総合的に判断することが重要である．

　治療薬選択の際には，感染原発巣から推定される原因菌に有効な抗菌薬を可能な限り速やかに投与する．投与に際してはその薬剤の最大投与量として十分な量を投与することが重要である．

> **Notice!**
> 病態によっては，治療開始の時点で，薬剤耐性菌もカバーできる薬剤を追加する．分離菌が判明し，薬剤感受性成績の結果がわかれば，その時点で不必要な薬剤の投与を中止するde-escalationの考え方が必要となる．

● CASE ● **80歳代　女性**　主訴：発熱　悪寒戦慄

現病歴

- 末期胃癌のため経口摂取が困難であり，右鎖骨下からIVHカテーテルが挿入され，中心静脈栄養にて在宅管理されていた．2日前から突然39〜40℃の発熱と悪寒戦慄を認めたため受診した．

理学的所見

- 体温：39.2℃　脈拍：100/分　呼吸数：22/分　血圧：110/60mmHg
- 貧血・黄疸なし．心音・呼吸音：異常なし．腹部：平坦・圧痛なし．肝・脾：触知せず．
- IVHの刺入部に膿瘍形成を認める．

検査所見と経過

- 血液検査では白血球数：2,200/μL（好中球：78%，リンパ球：20%，単球：8%）で，血小板数：22,000/μL，CRP：22.5mg/dLであった．肝機能障害はなく，腎機能障害を認めた．
- 直ちに右鎖骨下に挿入されていたIVHカテーテルを抜去．
- 血液培養検査：左右の正中静脈からそれぞれ1回，計2回実施．
- 血液培養検査でメチシリン耐性黄色ブドウ球菌（MRSA）が2セットから検出され，メロペネムとフルコナゾールを中止し，バンコマイシンのみ治療継続．

▼

抗菌薬

- メロペネム（meropenem）：1回1g/1日3回：点滴静注
- バンコマイシン（vancomycin）：1回0.5g/1日2回：点滴静注
- フルコナゾール（fluconazole）：1回200mg/1日1回：点滴静注

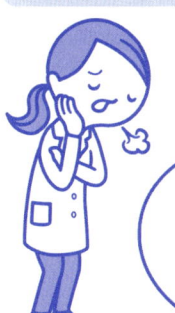

血液培養で2セットからMRSAが検出されていて，原因菌の可能性が高い…

原因菌が判明すれば，治療中，de-escalationで不要な抗菌薬を中止します．

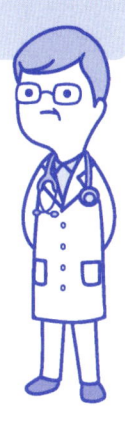

chapter 1-2 全身性

不明熱で見逃してはいけない感染症

感染性心内膜炎

　感染性心内膜炎は不明熱の鑑別診断の際に見逃してはいけない感染症である．患者の約9割に発熱を認めるとされるが，一般には高熱を認めることはまれで，むしろ微熱が長く続くことが多い．発熱のほかには，全身倦怠感，食欲不振，頭痛などの症状に加えて，腰痛や背部痛を認める．

　感染性心内膜炎は危険因子の有無をまず確認することが重要である．健常な心臓に発症することはきわめてまれで，先天性心疾患や弁膜症などの心疾患をもつ患者に発症する．もちろん，人工弁置換術後の患者は最も発症の危険がある．また，糖尿病や透析，さらにわが国では少ないが，覚醒剤等の薬物常習も危険因子となる．

　診察所見では心雑音や，Janeway発疹，Osler結節，Roth斑などの特徴的な所見はあるが，そのような所見を認めない症例も多い．また，心臓以外の所見としては，全身性の塞栓症を併発することが多く，なかでも中枢神経系の塞栓症は中大脳動脈領域に多くみられる．

　診断にあたっては血液培養によって原因菌を検出するとともに，心エコーによって疣贅を確認する．心エコーは経胸壁よりも経食道エコーが小さな疣贅も検出できるので，人工弁置換術後の患者では経食道エコーを行う．

　治療薬は原因菌に応じて選択し，レンサ球菌が原因菌のときには，ベンジルペニシリン（benzylpenicillin）にゲンタマイシン（gentamicin）を併用し，腸球菌の場合は，アンピシリン（ampicillin）にゲンタマイシンを併用する．また，ブドウ球菌が原因菌の場合は，MSSAでは第1世代セフェム系薬とゲンタマイシンの併用，MRSAの場合は，バンコマイシン（vancomycin）とアミノ配糖体を併用する．その際，腎機能には十分に注意する．原因菌がグラム陰性菌の場合は原則的には感受性検査の結果から判断するが，初期治療にはセフェム系薬やキノロン系薬も使用される．

● CASE ● 30歳代　男性　主訴：発熱　歩行時の痛み

既往歴

- 3年前に会社の健康診断で心雑音を指摘されるも放置．

現病歴

- 約2週間前から38℃の発熱と全身倦怠感を認めた．感冒と思い，市販の感冒薬を服用するも症状軽快しないため近医を受診した．血液検査の結果，白血球数は正常であるが，CRP 2.5mg/dLと軽度の炎症反応を認めたため，アンピシリンが5日間処方された．その後，発熱は軽快したが，3日前から再度39℃の発熱と歩行時の足の痛みを認めたため，当院に紹介受診となった．

理学的所見

- 体温：38.3℃　脈拍：72/分　呼吸数：20/分　血圧：128/66mgHg
- 咽頭発赤なし．貧血・黄疸なし．心音：拡張期に駆出性の雑音を聴取．呼吸音：異常なし．腹部：平坦・圧痛なし．肝・脾：触知せず．神経学的所見：異常なし．

検査所見と診断

- 血液検査では白血球数：6,200/μL（好中球64%：リンパ球：28%：単球18%），血小板数：183,000/μL，CRP：4.3mg/dL，肝機能障害なし，腎機能障害なし．
- 心エコーにて大動脈弁閉鎖不全を認め，大動脈弁に径10mmの疣贅を認めた．
- 血液培養検査を左右の正中静脈からそれぞれ1回，計2回実施．
- 後日，血液培養検査の結果 *α Streptococcus* が培養されたため，スルバクタム/アンピシリンをペニシリンG（penicillinG）：1回400万単位/1日6回：点滴静注に変更し，4週間治療後に心臓血管外科に転科となった．

抗菌薬

- スルバクタム/アンピシリン（sulbactam/ampicillin）：1回3g/1日4回：点滴静注
- ゲンタマイシン（gentamicin）：1回1mg/kg/1日3回：点滴静注

chapter 2-1

中枢神経

ありふれた頭痛と発熱に潜むのは

細菌性髄膜炎

　頭痛と発熱は日常の外来診療の患者の訴えとしてきわめてありふれたものであり，いわゆる風邪の患者でもこのような主訴の場合が多い．しかし，このような訴えの患者のなかに細菌性髄膜炎の患者が紛れている可能性がある．細菌性髄膜炎は重症の感染症の一つであり，進行がきわめて早く，予後も不良である．幸いにして一命を取り留めても，診断と治療が遅れれば，神経学的な後遺症が残り，日常生活に大きな支障を生じる．そのため，このようなありふれた訴えで来院する患者のなかに潜む細菌性髄膜炎を見逃さないように細心の注意を払うことが大切である．

　成人の細菌性髄膜炎では，発熱，項部硬直，意識障害が古典的な三徴とされているが，実際の髄膜炎患者でこれらの症状がすべてそろっている場合はむしろ少ない．この症状に頭痛を加えた場合は多くの髄膜炎患者が該当するため，発熱とともに患者が普通ではない頭痛を自覚した際には，髄膜炎の鑑別診断を進めることが重要である．

　髄膜炎の診断にあたっては，腰椎穿刺による髄液検査を実施する．しかし，腰椎穿刺によって頭蓋内圧が上昇し，脳ヘルニアを併発することがあるため，事前に頭部CT検査を行うことが勧められる．緊急にCT検査が実施できない場合は，2セット以上の血液培養検査を行った後に，抗菌薬の投与を開始する．**典型的な症例では，髄液検査で細胞数1,000/mm³以上（多核球優位），タンパク100～500mg/dL，髄液糖/血糖0.4未満などの所見が確認されれば細菌性髄膜炎と診断できる**．さらに，髄液のグラム染色と培養検査を実施する．

> **CHECK!**
>
> 原因菌としては，肺炎球菌や*Haemophilus influenzae*が多いが，これらの菌では耐性菌が問題となっているため，注意が必要である．さらに抗菌薬は髄液移行の良好な薬剤を最大投与量で使用することが重要である．

● CASE ● **60歳代　女性**　主訴：発熱　頭痛

現病歴

- 2日前から発熱と頭痛が続くため，近医を受診した．感冒の診断で解熱鎮痛薬が処方され帰宅した．その夜に症状が改善しないため，夜間に救急外来を受診した．

理学的所見

- 体温：39.2℃　脈拍：118/分　血圧：150/78mmHg
- 意識清明．項部硬直を認める．心音・呼吸音：異常なし．腹部：平坦・圧痛なし．肝・脾：触知せず．神経学的所見：異常なし．

検査所見と診断

- 髄膜炎を疑い，血液培養を2セット提出後，腰椎穿刺を実施した．髄液所見は初圧28mmH$_2$O，細胞数：198/mm^3（単核球：多核球＝8：1），タンパク：420mg/dL，糖：2mg/dL．
- 血液培養と髄液培養からペニシリン耐性肺炎球菌（PRSP）が検出されたため，PRSPによる細菌性髄膜炎と診断した．その後，アンピシリンを中止し，セフトリアキソンとバンコマイシンの治療を継続し，経過良好にて14日間で投与中止とした．

抗菌薬

- セフトリアキソン（ceftriaxone）：1回2g/1日2回：点滴静注
- アンピシリン（ampicillin）：1回2g/1日6回：点滴静注
- バンコマイシン（vancomycin）：1回0.5g/1日4回：点滴静注

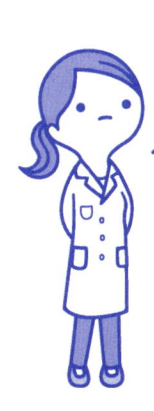

「細菌性髄膜炎の古典的三徴（発熱，項部硬直，意識障害）すべてが認められる症例は10％程度なんですね．」

「髄膜炎の診断には腰椎穿刺が必要ですが，検査に手間取ったときには血液培養を行い，治療開始を優先しましょう．」

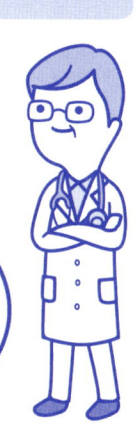

chapter 3-1 呼吸器

状況に応じて新しい薬剤を正しく使う

インフルエンザ

インフルエンザはインフルエンザウイルスによる感染症である．インフルエンザウイルスはきわめて簡単な構造を有するRNAウイルスであり，ヒトに感染するものは主にA型とB型ウイルスである．インフルエンザは季節的な流行期があり，わが国においては12月末〜3月末に多くが発症する．

インフルエンザは他のウイルスによる感冒と異なる全身の感染症であり，ウイルスに感染すると約48時間後に悪寒，発熱，全身倦怠感などの臨床症状を認める．また，ウイルス性肺炎，脳炎などの合併症を伴うと時に重症となる．

かつてインフルエンザの治療は解熱鎮痛剤などを使った対処療法のみであったが，現在ではウイルスそのものの増殖を抑制する抗インフルエンザウイルス薬が治療の中心となっている．そのなかでもノイラミニダーゼ阻害薬は最も広く用いられている．現在，わが国で臨床使用可能なノイラミニダーゼ阻害薬は4種類ある．剤型としては，経口剤，吸入剤，注射剤があり，患者の状況に応じた投与法の選択が可能である．

オセルタミビル（oseltamivir）はノイラミニダーゼ阻害薬のなかでも標準的な治療薬である． これまでの使用実績が多く，副作用などの安全性に関しても十分な情報がある．本剤は10代の患者に投与した際に異常行動を呈することに注意が必要であるが，この副作用は他のノイラミニダーゼ阻害薬にもある程度は共通して発生する．

ザナミビル（zanamivir）とラニナミビル（laninamivir）はともに吸入剤である．ザナミビルはオセルタミビルと同様に5日間の投与が必要となるが，ラニナミビルは1回の吸入によって治療が終了するため，**吸入が問題なく実施できる軽症から中等症の患者には，最も使いやすい薬剤である．**

ペラミビル（peramivir）は注射剤で，経口剤や吸入剤が投与困難な患者において選択される．高齢者や乳児などに使いやすい．また，1日1回の点滴静注で治療が終了するため，入院治療が必要な中等症から重症の患者で選択される．

● CASE ● **70歳代　男性**　主訴：発熱　全身倦怠感

既往歴 >

- 20歳から喫煙歴あり，現在はCOPDで治療中．

現病歴 >

- 昨日の昼より，突然40℃の発熱，全身倦怠感を認め，その後全身の関節痛を伴った．また，2日前から孫がインフルエンザに罹患し，保育園を休んでいたため，インフルエンザに罹患したと考え，受診した．

診断 >

- 受診時に40℃の発熱を認め，インフルエンザ抗原迅速診断を実施した結果，A型インフルエンザ陽性となり，インフルエンザと診断した．

抗菌薬

- 外来にてペラミビル（peramivir）：1回600mg/1日1回：点滴静注

抗インフルエンザ薬の使い方（日本感染症学会）

①重症で生命の危険がある患者
　・オセルタミビル　　　　・ペラミビル

②生命に危険は迫っていないが入院管理が必要と判断され，肺炎を合併している患者
　・オセルタミビル　　　　・ペラミビル

③生命に危険は迫っていないが入院管理が必要と判断され，肺炎を合併していない患者
　・オセルタミビル　　　　・ペラミビル
　・ラニナミビル　　　　　・ザナミビル

④外来治療が相当と判断される患者
　・オセルタミビル　　　　・ペラミビル
　・ラニナミビル　　　　　・ザナミビル

! Notice!

現在では，インフルエンザウイルス抗原を迅速に検出し診断する迅速検査が広く行われており，臨床的価値も高い．インフルエンザの治療はここ数年でめざましく進歩した．

呼吸器

安易な抗菌薬投与が耐性菌を生む？

急性気管支炎

　急性気管支炎は外来患者の呼吸器感染症として最も多く経験される疾患である．その多くはウイルス感染症と考えられる．主に冬場に発症するが，ライノウイルスのように季節性が認められないウイルス感染症もあり，通年性にいつでも発症する．急性気管支炎はインフルエンザと比較すると突然発症することは少なく，症状の出現は比較的緩やかである．多くの患者では，発熱，咳，喀痰などの症状を認める．原因となるウイルスは，ライノウイルス，RS (*respiratory syncytial*) ウイルス，エコーウイルスなどさまざまであるが，一般的には原因ウイルスを検査する簡便な診断法はいまだ確立されていないため，どのようなウイルスによる急性気管支炎が多くを占めるか明らかな証拠はない．

　わが国の保険病名（悪い言い方をすればレセプト病名）のなかで最も多いものはこの急性気管支炎かもしれない．さらに，最も多くの経口抗菌薬が処方されている患者もこの急性気管支炎かもしれない．このような状況はわが国に特徴的な現象であることが諸外国から指摘されており，それが原因で肺炎球菌や *Haemophilus influenzae* など代表的な市中感染症の原因菌が多くの経口抗菌薬に耐性を示すのではないかと考えられている．

　しかし，諸外国のなかには，このような経口抗菌薬が処方箋なしに町中の薬局で購入可能な国も多い．その背景には医療経済の格差もある．病院に受診すれば多額の医療費を支払わなくてはならないような国の患者は，薬局でより安価な抗菌薬を購入することになる．それに対してわが国では，仮に急性気管支炎の診断で病院で抗菌薬が処方されても，患者負担の費用はきわめて安価であるため，多くの抗菌薬が処方されることになる．医師が診断したうえで選択された抗菌薬を患者が使うことを考えると，薬局で安易に抗菌薬が購入される国よりは，より患者のためになると思われる．ただし，新しい抗菌薬が開発されない現在では，貴重な抗菌薬をよく考えて処方すべきなのはいうまでもない．

● CASE ● **30歳代　女性**　主訴：発熱　咳嗽

現病歴 >

- 5日前から37℃台の発熱を認めたため，市販の感冒薬を服用した．その後，発熱はやや改善したが，咳嗽が出現したため，近医を受診した．感冒の診断で，解熱鎮痛薬と鎮咳薬を処方されたが，症状が改善しないため受診した．

理学的所見 >

- 体温：37.2℃　脈拍：72/分　呼吸数：17/分
- 咽頭に軽度発赤を認める．扁桃腫大・白苔なし．心音・呼吸音：異常なし．腹部：平坦・圧痛なし．神経学的所見：異常なし．

診断 >

- 胸部X線写真でも明らかな陰影を認めず，血液検査の結果は白血球増多を伴わない軽度の炎症反応を認めたため，急性上気道炎と診断した．患者は抗菌薬の処方を希望したが，細菌感染症の合併の可能性は低く，多くはウイルス感染症であるため，抗菌薬は処方せず，解熱鎮痛薬と鎮咳薬を5日間処方し，再診予約とした．5日後の再診時には，症状もほぼ軽快し，治療終了とした．

抗菌薬

- 処方なし

急性気管支炎の多くはウイルス感染症と考えられますが，臨床症状だけから細菌感染症と区別することは困難と考えられています．抗菌薬を使用するときには総合的に患者の病態を考えて決めることが大切です．

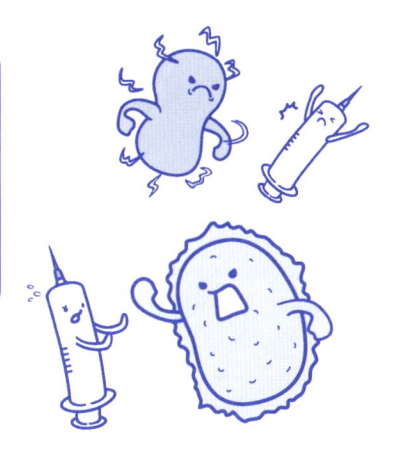

chapter 3-3　呼吸器

急性増悪時の抗菌薬はどう選ぶ？

慢性気管支炎

　急性気管支炎と慢性気管支炎は，同じ気管支炎であり，文字で書けば大きな違いはない．しかし，実際の患者では，この2つの疾患には文字以上の違いがある．

　急性気管支炎は外来で遭遇する感染症のなかで最も多い疾患の一つであるが，慢性気管支炎はそれほど患者が多くない．**慢性気管支炎は，すでに何らかの呼吸器疾患を有する患者に発症するが，肺結核や気管支拡張症などを基礎疾患にもつ患者数は年々減少傾向にある**．ただし，慢性閉塞性肺疾患(COPD)の患者数は年々増加傾向にある．

　慢性気管支炎は急性気管支炎に比べて急性増悪したときに原因菌の検査が比較的容易に行える．慢性気管支炎の患者は喀痰を認めることが多く，定期的な外来受診時にも喀痰培養検査が実施されることが多い．そのため，急性増悪時に喀痰培養検査を実施すると，いつもと異なる菌が検出され，その菌が急性増悪時の原因菌であると考えられる．そのような患者では，急性増悪時以外に検出された菌は気道定着菌と考えられ，治療の対象にはならない．

　急性増悪時の原因菌としては肺炎球菌，*Haemophilus influenzae*，*Moraxella catarrhalis* などが多い．これらの原因菌の一部には耐性菌もあるため，薬剤感受性を考慮して薬剤を選択する．

> **!Notice!**
> 慢性気管支炎の患者では，日頃からある程度の喀痰を認めるため，急性気管支炎に比べて良質な喀痰が検査できる．そのため，培養検査の結果を待たずともグラム染色である程度は原因菌を推定できる．

● CASE ● **50歳代　男性**　主訴：発熱　咳嗽　喀痰

現病歴
- 1日20本以上/20年以上の喫煙歴を有し，慢性気管支炎の診断で定期的に外来通院していた．3日前より，38℃の発熱および咳嗽が強くなり，また喀痰も多くなり，白色から次第に黄色の喀痰を認めたため，予約外に受診となった．

理学的所見
- 身長：175cm　体重：68kg　体温：38.5℃　脈拍：78/分　呼吸数：20/分
- 意識清明．心音：異常なし．呼吸音：両側下肺野に乾性ラ音を認める．腹部：平坦・圧痛なし．肝・脾：触知せず．

診断
- 検査結果では，白血球数：10,800/μL，CRP：5.67mg/dL と軽度の炎症反応を認めた．また胸部X線写真およびCT写真では両側下肺野の網状影を認めるが，明らかな浸潤影の出現は認めない．喀痰のグラム染色の結果，グラム陰性の短桿菌を多数認めたため，*Haemophilus influenzae* による急性増悪と考えられた．

▼

抗菌薬
- ガレノキサシン（garenoxacin）：1回400mg/1日1回：経口投与

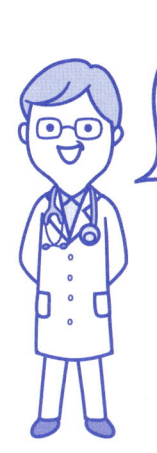

慢性気管支炎の急性増悪時には，喀痰のグラム染色から原因菌を推定することができます．

それらの原因菌には，いわゆる"レスピラトリーキノロン"がとても有効です！

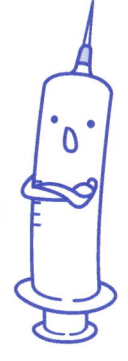

chapter 3-4　呼吸器

増加を続ける薬剤耐性肺炎球菌

市中肺炎

　市中肺炎は健常者に発症する肺炎としては最も遭遇することの多い感染症の一つである．市中肺炎の原因菌は諸外国およびわが国の研究者からその頻度が報告されている．頻度に若干の違いはあるが，その原因菌の多くは，一般細菌としての肺炎球菌，*Haemophilus influenzae* と非定型菌としての肺炎マイコプラズマ，肺炎クラミドフィラである．この4大起炎菌が市中肺炎の原因菌の約60％を占めるとされるが，残りの40％はいかに最新の診断法を用いても不明である．原因菌は患者の年齢によって，その頻度に違いがあり，**40歳未満の若年者では肺炎マイコプラズマが多く，逆に70歳以上の高齢者では肺炎球菌が多い．**

　原因菌のなかでも肺炎球菌は最も重要であるが，近年，肺炎球菌における抗菌薬の耐性が進みつつある．なかでもペニシリン系薬はこれまで肺炎球菌に最も有効な薬剤であったが，**2000年代の初頭からペニシリン系薬に耐性を示す肺炎球菌がわが国など東アジア諸国を中心に増加傾向を示している．**さらに，この耐性肺炎球菌は経口抗菌薬として広く臨床使用されるマクロライド系薬やセフェム系薬にも同時に耐性を獲得することから薬剤耐性肺炎球菌と呼ばれ，治療のうえで大きな問題となっている．ただ，いわゆる"レスピラトリーキノロン"と呼ばれるキノロン系薬は薬剤耐性肺炎球菌にも優れた抗菌活性を有している．

CHECK!

Haemophilus influenzae でも薬剤耐性が進んでいる．*Haemophilus influenzae* は本来β-ラクタマーゼを産生し，耐性を獲得してきたが，近年ではβ-ラクタマーゼを産生しないのにアンピシリン（ampicillin）などのβ-ラクタム系薬に耐性を獲得した菌（BLNAR）が増加傾向にあり，このような耐性菌では有効な抗菌薬がきわめて限られてくる．

● CASE ● **20歳代　女性**　主訴：発熱　咳嗽

現病歴

- 5日前から37℃台の発熱と咳嗽，全身倦怠感を認めたため，近医を受診した．急性気管支炎の診断で，セフジトレンを処方されたが，解熱せず，咳嗽がさらに強くなったため，外来を受診した．

理学的所見

- 体温：38.2℃　脈拍：86/分　呼吸数：20/分　血圧：100/60mmHg
- 心音：異常なし．呼吸音：右下肺野に軽度の湿性ラ音を聴取．腹部：平坦・圧痛なし．肝・脾：触知せず．

診断

- 血液検査では白血球数は正常，CRP：8.6mg/dL であり，生化学検査では軽度の肝機能障害を認めた．胸部X線写真では右下肺野に淡い浸潤影を認めた．また，マイコプラズマ IgM 迅速検査は陰性．肺炎球菌およびレジオネラ菌の尿中抗原は陰性であった．以上の経過からマイコプラズマ肺炎を考え，アジスロマイシン（azithromycin）1回2g/1日1回経口投与を処方したが，3日後に症状がさらに悪化したために，受診した．胸部X線写真では，右下肺野の浸潤影が広がっており，マクロライド耐性マイコプラズマや肺炎球菌による市中肺炎を疑った．

抗菌薬

- シタフロキサシン（sitafloxacin）：1回100mg/1日1回：経口投与

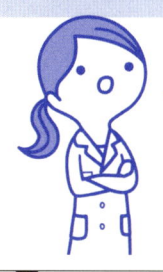

市中肺炎の原因菌は薬剤耐性菌が増加傾向にあるのか…

とくに外来治療のときの経口抗菌薬の選択に際しては十分な注意が必要です．

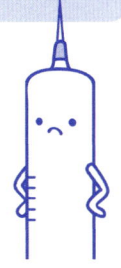

!Notice!

肺炎マイコプラズマでも，これまで第1選択薬であったマクロライド系薬に耐性を示す菌が増加傾向にあり，小児や若年者でそのような耐性菌の比率が高いと報告されているので治療薬の選択に際して注意が必要である．

ガイドラインはなぜ守られないのか

院内肺炎

　院内肺炎とは，「入院48時間以降に新しく出現した肺炎」と定義されている．基礎疾患をもち，免疫状態や全身状態などの患者の条件が悪いため，予後不良となることが多く，その診療に当たっては特に注意が必要な呼吸器感染症である．

　わが国では，日本呼吸器学会から2002年に院内肺炎のガイドラインが公表され，その検証作業が行われた．その結果をもとに2008年6月に「成人院内肺炎診療ガイドライン」が公表されている．このガイドラインの特徴は，検証作業から導かれた生命予後予測因子に肺炎重症度規定因子を追加し，院内肺炎の重症度をまず決定し，その重症度に応じた抗菌薬の選択が示されていることである．その生命予後予測因子はIROADと呼ばれ，悪性腫瘍または免疫不全状態(I)，低酸素血症(R)，意識レベル(O)，年齢(A)，脱水(D)のそれぞれの項目に該当するかどうかを判断し，3項目以上が該当すれば重症群と考えられている．また，該当項目が2項目以下の症例では，CRP値と胸部X線上の陰影の広がりから，軽症群と中等症群に区別され，抗菌薬が選択される．院内肺炎のなかでも死亡率が高い重症群では，広域抗菌薬を併用し，治療を開始する．さらに米国の院内肺炎のガイドラインでも同様に重症群では広域スペクトルの抗菌薬の併用で治療を開始するが，原因菌が判明した時点で不要な抗菌薬を中止するde-escalationを推奨している．しかし，わが国では医療制度や，院内肺炎の実体そのものが米国と大きく異なるため，このような考え方は十分には浸透していない実態がある．

　院内肺炎では，MRSAをはじめ薬剤耐性菌が原因菌となることも多い．そのため，治療初期から薬剤耐性菌に対する抗菌薬を投与しなければ，いくら広域スペクトルの抗菌薬を併用しても無効な症例も経験される．

● CASE ● 70歳代　女性　主訴：発熱　喀痰　咳嗽

現病歴

- 5年前より自己免疫性疾患の治療のため，ステロイド薬と免疫抑制薬を服用している．1週間前に慢性腎不全の治療のための人工透析導入の目的で入院となった．昨日より39℃台の発熱と，黄色の喀痰を伴った咳嗽が出現したため，受診となった．

理学的所見

- 身長：156cm　体重：42kg　体温：39℃　脈拍：112/分　呼吸数：32/分
- 心音：収縮期雑音を認める．呼吸音：両側下肺野に湿性ラ音を聴取する．腹部：平坦・圧痛なし．肝・脾：触知せず．神経学的所見：異常なし．下腿浮腫：著明．

診断

- 胸部X線写真およびCT写真では，両側に少量の胸水の貯留と，両側の浸潤影を認めた．また検査所見では好中球優位の白血球増多を認め，CRP：23.6mg/dLと強い炎症反応を認め，生化学検査では肝機能異常および腎機能異常を認めた．さらに喀痰のグラム染色では，多数のグラム陽性球菌とグラム陰性桿菌を認めたため，院内肺炎と考えられた．後日喀痰培養検査の結果から緑膿菌とMRSAが検出されたため，バンコマイシン：1回0.5g/1日2回：点滴静注を追加した．

抗菌薬

- タゾバクタム/ピペラシリン(tazovactam/piperacillin)：1回4.5g/1日4回：点滴静注

→ CHECK!

抗菌薬の投与によって肺炎の治療が成功しても，基礎疾患が悪化すれば死亡率も高くなる．また，さまざまな基礎疾患をもつ患者では，抗菌薬の副作用が強く出現することもあり，その管理も行いながら治療を継続する必要がある．

chapter 3-6 呼吸器

わが国における薬剤選択の基準は？

医療・介護関連肺炎

　肺炎の診療ガイドラインは，これまでに公表されている諸外国のガイドラインを参考に作成されることが多い．原因菌と抗菌薬の関係は，国が違っても原則的に変わることはない．しかし，対象とする病態は同じ肺炎でも国によって異なってくる．市中肺炎は，健康な社会生活を営む人に発症するため，大きな差はないが，院内肺炎は入院中の患者に発症するため，それぞれの国の病院を取り巻く医療制度によって大きく異なってくる．

　わが国では療養施設や在宅で治療や介護を受けている患者に肺炎が発症したときに病院に入院し，治療を受けるが，**米国では入院期間がきわめて短いため，院内肺炎の多くは人工呼吸器関連肺炎であり，わが国の院内肺炎と大きく異なっている**．米国の市中肺炎の一部にはわが国の院内肺炎の要素をもつ肺炎が含まれる．そのような肺炎は，高齢者や何らかの基礎疾患をもつ患者に発症するため，健康な社会生活を営む人に発症した肺炎とは区別して抗菌薬を選択することが現実的である．

　そのため，日本呼吸器学会から「医療・介護関連肺炎診療ガイドライン」が公表された．**このガイドラインでは治療薬の選択に影響する治療区分を患者の治療の場と耐性菌のリスクがあるか否かで分けている**．まず，医療・介護関連肺炎と診断された患者で，人工呼吸器を必要とするか，あるいはICU管理が必要かで区別する．該当すればD群，該当しなければ次は入院管理が必要か否かで区別する．必要なければA群，入院管理が必要な場合は，耐性菌のリスク因子があるか否かでさらに区別し，なければB群，あればC群のそれぞれに区分され，その治療区分に応じた抗菌薬が選択される．

● CASE ● 70歳代　男性　主訴：発熱　咳嗽　喀痰

現病歴

- 60歳代に脳梗塞に罹患し，その後は歩行障害のために自宅で臥床している時間が多くなった．また，数年前から食事の際にむせこむことも多くなった．1週間前から，38℃台の発熱と咳嗽および喀痰を認めた．その後，食欲不振も伴ったため，家族が心配し受診した．

理学的所見

- 体温：38.2℃　脈拍：118/分　呼吸数：32/分
- 意識清明．心音：異常なし．呼吸音：両側上肺野にラ音を認める．腹部：平坦・圧痛なし．肝・脾：触知せず．神経学的所見：構音障害と右方麻痺および歩行障害を認める．

診断

- 血液検査では白血球数：5,600/μL，CRP：3.6mg/dLと軽度の炎症反応を認めた．胸部X線写真およびCT写真では両側上肺野と左下肺野にすりガラス様の陰影を認め，一部に気管支透亮像を認めた．また，喀痰のグラム染色では，多数のグラム陽性球菌とグラム陰性桿菌が認められた．以上の所見から誤嚥性肺炎と考えられた．

抗菌薬

- スルバクタム/アンピシリン（sulbactam/ampicillin）：1回1.5g/1日4回：点滴静注

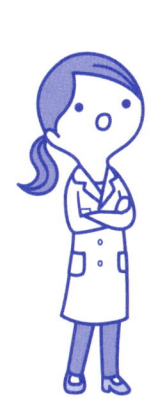

医療・介護関連肺炎は「誤嚥性肺炎」が多くの割合を占めていますね．

耐性菌のリスク因子がある肺炎では，MRSAなどの耐性菌治療対象として抗MRSA薬を使用します．

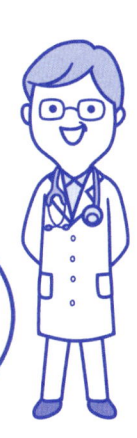

時代とともに変化する結核治療

肺結核

　肺結核の治療薬である抗結核薬は新しい薬剤が臨床使用できるようになったわけではない．しかし，肺結核の治療はここ数年変化している．その背景には肺結核患者の様相の変化がある．

　肺結核は患者数こそ増加していないが，高齢化が進んでおり，患者の約半数は高齢者になりつつある．高齢者は肺結核以外の多くの基礎疾患を有している場合が多く，また若年者に比して免疫状態も悪いことが多い．さらに，若年者よりも抗結核薬の副作用が出現しやすくなり，副作用そのものも重症化しやすい傾向にある．近年，医療制度の影響によって結核患者を治療できる病院が少なくなり，以前のように長期に入院し，治療を行うことが困難になったため，早期に退院し，外来での治療に移行させる必要が出てきた．

　肺結核の治療は必ず多剤併用療法を行う．その理由としては早期に結核菌の増殖を抑制するとともに，結核菌の耐性化を防ぐためとされる．抗結核薬を単剤で使用した場合，結核菌は容易に耐性を獲得するとされている．種類が少ない抗結核薬に耐性となれば使用できる薬剤が限られてくるため，単剤による治療は厳に慎むべきである．**多剤併用にはイソニアジド(isoniazid)，リファンピシン(rifampicin)，エタンブトール(ethambutol)，ピラジナミド(pyrazinamide)の4剤を投与することが標準的な治療である．**エタンブトールはストレプトマイシン(streptomycin)に置き換えても治療可能であるが，耐性化や経口薬であることを考えると，エタンブトールを使用すべきとされている．この4剤が問題なく投与できる肺結核患者では，最初の2か月間はエタンブトールとピラジナミドを併用し，他の2剤は投与開始から6か月間使用する．

● CASE ● 20歳代　男性　主訴：発熱　咳嗽　血痰　全身倦怠感

現病歴

- 3か月前から仕事のときに全身倦怠感を自覚したが，そのまま放置していた．また，1か月前から咳嗽が出現し，次第に強くなってきた．2週間ほど前から38℃台の発熱を認めたが，夜勤が多く，病院に受診する時間がなく，市販の感冒薬を服用し，様子をみていた．また，数か月前より，正社員からアルバイトとなり，給与も減ったため，食事は1日2食とし，コンビニなどでお弁当を買って済ましていた．1週間前から，時折咳嗽とともに血痰を認めたため，心配となって受診した．

理学的所見

- 身長：182cm　体重：50kg　体温：38.2℃　脈拍：80/分　呼吸数：22/分
- 貧血・黄疸なし．心音：異常なし．呼吸音：異常なし．腹部：平坦・圧痛なし．肝・脾：触知せず．神経学的検査：異常なし．

診断

- 血液検査の結果では白血球数は正常，分画異常なく，CRP 6.5mg/dLと炎症反応を認めた．胸部X線写真およびCT写真では右上肺野に空洞を伴う浸潤影を認めた．また，QFT（クォンティフェロン）検査は陽性であったため，肺結核を疑い喀痰の抗酸菌検査を実施した結果，塗抹検査にてガフキー5号，PCR検査では結核菌群が陽性となり，肺結核と診断された．

▼

抗菌薬

- イソニアジド（isoniazid）：1回300mg/1日1回：経口投与
- リファンピシン（rifampicin）：1回450mg/1日1回：経口投与
- エタンブトール（ethambutol）：1回750mg/1日1回：経口投与
- ピラジナミド（pirazinamide）：1回1,000mg/1日1回：経口投与

! Notice!

ピラジナミドが投与できない症例では，残りの3剤で治療を行うが，エタンブトールを2か月間投与した後，残り2剤を投与開始から9か月間使用するのが標準的な治療法である．

chapter 3-8 呼吸器

治療法の画期的進歩がない肺MAC症

非結核性抗酸菌症

　肺結核患者の数が減少傾向にあることに対して，肺の非結核性抗酸菌症の患者数は年々増加傾向にある．なかでも *Mycobacterium avium-intracellulare complex*（MAC）の感染による肺MAC症は根本的な治療法がいまだに確立されていない呼吸器感染症である．

　肺MAC症の治療薬は残念ながらここ十数年間に画期的な進歩はなく，**基本的な治療はリファンピシン（rifampicin），エタンブトール（ethambutol），クラリスロマイシン（clarithromycin）の長期間併用投与である**．また，この3剤に加えて必要に応じてストレプトマイシン（streptomycin）やカナマイシン（kanamycin）の併用を行う．肺結核と同様に，単剤治療では容易に耐性を獲得するため，必ず併用療法を行う．

　リファンピシンとエタンブトールの投与量は肺結核の治療と同様であるが，クラリスロマイシンは1日600〜800 mgの高用量投与が必要となる．このように高用量の薬剤を多剤併用するため，副作用には十分注意する．投与から数か月以内に白血球減少と血小板減少を認めることがある．白血球数はおおむね2,000/mm，血小板数は10万/mm以上のことが多いが，それ以下に減少した場合は投薬を中止する．また，アレルギー反応で広範囲な皮疹を認めることもある．

　しかし，**このような内科的治療でも病型によっては効果が期待できない症例も多い．そのため，病巣の分布が1側1肺葉に限局された症例では外科的切除も治療の選択肢の一つとなる**．その際にも術前および術後にはこれらの薬剤による化学療法を必ず行う．

> **❗Notice!**
> エタンブトールは肺結核の治療より投与期間が長期となるため，視神経の副作用には注意が必要となり，定期的な眼科受診が必要である．

● **CASE** 　40歳代　女性　主訴：咳嗽　喀痰　体重減少

現病歴

- 3か月前から，軽度の咳嗽と鼻汁を認めたため，近医を受診した．急性上気道炎の診断にて，鎮咳薬や去痰薬が処方された．その後，咳嗽や喀痰などの呼吸器症状は一時軽快したが，その頃から体重が減少し，2か月間で5kgの体重減少を認めた．また，1か月前から時折，咳嗽の後に少量の血痰を伴うようになったため，再度近医を受診し，胸部X線写真で異常陰影を指摘され，当院に紹介受診となった．既往歴として幼少時から慢性副鼻腔炎がある．

理学的所見

- 身長：167cm　体重：50kg　体温：37.2℃　脈拍：78/分　呼吸数：20/分
- 心音：異常なし．呼吸音：左上肺野で湿性ラ音を聴取する．腹部：平坦・圧痛なし．肝・脾：触知せず．神経学的検査：異常なし．

診断

- 血液検査では軽度の貧血を認めるも，白血球数は正常でありCRPは1.1mg/dLであった．また，肝機能や腎機能には異常を認めない．胸部X線写真およびCT写真では，左上・中肺野に空洞を伴う浸潤影を認め，CT写真では壁の厚い空洞と気道に沿って拡がる浸潤影および散布性の結節影を認めた．また，QFT（クォンティフェロン）検査は陰性であった．以上の所見から，肺結核または非結核性抗酸菌症を疑い，喀痰の抗酸菌検査を実施した結果，塗沫検査にてガフキー5号，PCR検査にてMAC菌群が陽性となり，肺MAC症と診断された．

抗菌薬

- リファンピシン（rifampicin）：1回450mg/1日1回：経口投与
- エタンブトール（ethambutol）：1回750mg/1日1回：経口投与
- クラリスロマイシン（clarithromycin）：1回600mg/1日1回：経口投与

CHECK!

新たな治療薬としてリファブチン（rifabutin）が2008年から使用可能となった．非結核性抗酸菌に対する抗菌活性はリファンピシンよりリファブチンが優れているが，肝機能障害などの副作用はより多く，また長期の服用によって，本剤に特有のぶどう膜炎を高頻度に認めるなどの副作用があるため，使用に際しては専門家に十分に相談することが望ましい．

chapter 3-9 呼吸器

飛躍的に進歩した新薬の位置づけ

肺真菌症

　肺真菌症は肺炎など一般細菌の感染症に比して，その患者数が少なく，日常的に遭遇する呼吸器感染症ではない．肺真菌症の多くは好中球減少症や，骨髄移植および臓器移植を受けた患者など，高度な免疫不全状態の患者に発症する日和見感染症であるが，なかには肺クリプトコッカス症など健常者に発症するものもある．日和見感染症としての肺真菌症では，肺アスペルギルス症が多い．そのほかには肺接合菌症，肺トリコスポロン症などもまれに経験される．

　肺真菌症の治療には抗真菌薬が投与されるが，これまで抗真菌薬はきわめて限られた薬剤しかなく，しかも副作用が強いため，臨床の現場では使いにくい薬剤であった．しかし，ここ十数年間に抗真菌活性や，安全性に優れた新しい薬剤が開発され，肺真菌症の治療は飛躍的に進歩した．その中心的な薬剤がアゾール系薬であり，現在わが国ではフルコナゾール(fluconazole)，イトラコナゾール(itraconazole)，ボリコナゾール(voriconazole)などの薬剤が使用されている．それぞれの薬剤は点滴静注薬と経口薬の剤型を有しているため，入院および外来のいずれでも治療可能である．

　ミカファンギン(micafungin)とカスポファンギン(caspofungin)は点滴静注薬として，肺真菌症の治療に用いられる．両薬剤ともにアスペルギルス症にも有効であり，他の抗真菌薬と併用されることもしばしばある．

　アムホテリシンB(amphotericin B)脂質製剤は，アムホテリシンBの，優れた抗真菌活性を維持し，さらにこれまで問題であったアムホテリシンBの副作用を軽減した薬剤であり，主に中等症から重症の肺真菌症の治療薬として使用される．

> **Notice!**
> 近年，海外で生活する日本人の増加にともなって，海外のある地域で流行する肺真菌症が輸入真菌症として発見される症例が年々増加している．

● CASE ● **50歳代　男性**　主訴：発熱　咳嗽　血痰

現病歴
- 20歳時に肺結核に罹患し，治療歴がある．その後は定期的な通院は行っていなかった．半年程前から時々咳嗽とともに少量の血痰を自覚したが，自然に軽快したため，放置していた．1週間前から38℃台の発熱と咳嗽，ならびに血痰を再び認めるようになり，今回は血痰が止まらないため，受診となった．

理学的所見
- 身長：178cm　体重：65kg　体温：38℃　脈拍：74/分
- 意識清明．心音：異常なし．呼吸音：右上肺野に乾性ラ音を聴取する．腹部：平坦・圧痛なし．肝・脾：触知せず．神経学的所見：異常なし．

診断
- 血液検査では白血球数は正常であり，CRP は 5.7mg/dL であった．生化学検査では特に異常を認めず，胸部 X 線写真および CT 写真では，右上肺野に空洞とその中に菌球(fungus ball)を認め，また周囲には浸潤影を伴っていた．また，血清 β-グルカンは 56pg/mL と高値であり，またアスペルギルスガラクトマンナン抗原は陽性であったため，肺アスペルギルス症と診断された．後日，喀痰培養検査から *Aspergillus fumigatus* が培養された．

抗菌薬
- ボリコナゾール(voriconazole)：初日 1 回 300mg/1 日 2 回：経口投与，以降 1 回 150mg/1 日 2 回：経口投与

➲ CHECK!
フルコナゾールはアスペルギルス症には無効であるが，イトラコナゾールとボリコナゾールは有効である．

chapter 4-1 消化器

抗菌薬治療の対象となる疾患は意外と少ない？

消化管感染症

　下痢の原因となる感染症としては，消化管感染症が最もよく遭遇する疾患である．しかし，下痢は感染症以外の多くの疾患でも発症するため，下痢を主訴とする患者では，感染症以外の疾患も常に念頭に置いて診断することが大切である．消化管感染症の原因微生物はウイルス，細菌，寄生虫などさまざまであるが，抗菌薬の治療の対象となる疾患は意外と少ない．

　市中感染症として発症する消化管感染症では，夏場は食中毒による細菌性感染症が，冬場はノロウイルスによるウイルス性感染症が最も一般的である．原因菌の検査では便培養検査が行われる．ただし，健常者に発症した下痢のすべてに便培養検査を実施する必要はなく，病歴上，食中毒などの可能性が示唆されたときに実施する．また，非チフス性サルモネラ感染症では，時に菌血症を伴うこともあるため，抗菌薬投与前に血液培養を2セット以上必ず実施しておく．健常者に発症した食中毒のなかで，重症例や免疫不全状態の患者では，便培養検査を実施した後にすみやかに抗菌薬を投与する．

　原因菌が判明していない初期治療では，キノロン系薬やセフェム系薬が選択される．培養検査の結果，カンピロバクター属が原因菌の場合にはマクロライド系薬に変更する．

➡ CHECK!

腸管出血性大腸菌による消化管感染症における抗菌薬の投与に関しては賛否両論がある．実際には大腸菌が産生するベロ毒素が原因で溶血性尿毒症候群（HUS）を併発し，重症化するため，抗菌薬の投与によって，より病態を悪化させる懸念がある．しかし，感染が重篤である場合にはわが国では主治医の判断で，小児ではホスホマイシン（fosfomycin），成人ではキノロン系薬が投与される．

● **CASE** **30歳代 女性** 主訴：発熱　下痢　腹痛

現病歴

- 2日前に法事で家族や親戚とともに会食をした．1日前より，38℃台の発熱を認め，同時に水様性の下痢を1日10回以上認め，また腹痛も伴った．そのため，市販の止痢薬を服用し，自宅で安静を取っていたが，夕刻から39℃の発熱となり，さらに腹痛も強くなったため，夜間救急外来を受診した．また，夫も2日前から同様の症状を認めている．

理学的所見

- 身長：162cm　体重：62kg　体温：39.3℃　脈拍：110/分　呼吸数：24/分　血圧：129/89mmHg
- 貧血・黄疸なし．心音・呼吸音：異常なし．腹部：やや膨満．右下腹部に軽度の圧痛を認める．肝・脾：触知せず．神経学的検査：異常なし．

診断

- 血液検査では白血球数：14,700/μL（好中球：82%，リンパ球：15%，単球：8%）であり，CRP：8.9mg/dLであった．生化学的検査ではBUN：26.7mg/dL，Cr：1.1mg/dLで，軽度の脱水所見を認めたが，肝機能には異常は認めなかった．夫も同時期に発症していることから食中毒を疑い，血液培養検査2セットと便培養検査を実施した．また，脱水を認めたため，乳酸ナトリウム加リンゲル液の点滴静注を行った．後日，便培養検査からサルモネラO9群（血清型 *Enteritidis*）が検出された．

▼

抗菌薬

- シプロフロキサシン（ciprofloxacin）：1回300mg/1日2回：点滴静注

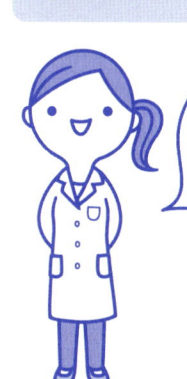

細菌性腸炎でも宿主の状態が良好なときには抗菌薬の投与は必要ありません．

排菌が続くからという理由で抗菌薬を長期に投与してはいけません！普通は1週間程度の治療で十分ですよ．

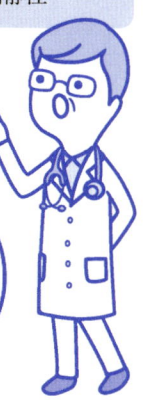

chapter 4-2 消化器

外科で最も多く遭遇する感染症

細菌性腹膜炎

　細菌性腹膜炎のなかで，外部から直接細菌が侵入するいわゆる一次性腹膜炎は腹膜透析患者の腹膜炎などきわめて限られた病態であり，多くの腹膜炎は消化管穿孔などに伴う二次性腹膜炎である．二次性腹膜炎には市中で発症する消化管穿孔と，術後の縫合不全に伴う院内発症の腹膜炎がある．

　腹膜炎の患者では，腹痛が必発である．多くは激しい持続性の腹痛であり，発症早期には反射性嘔吐を伴うことが多い．診察では腹部全体に及ぶ著明な圧痛を認め，筋性防御や反跳圧痛などの腹膜刺激症状を認める．さらに炎症が進展すると指圧を加えなくても高度の腹膜緊張を示す板状硬を認める．画像診断では，腹部単純X線写真やCT写真で遊離ガス像が確認される．原因菌の検査には腹水穿刺が行われ，培養検査とともに，腹水中の好中球数が250/mL以上で疑い，500/mL以上で腹膜炎発症の可能性がきわめて高くなる．

　細菌性腹膜炎の原因菌としては，下部消化管穿孔に伴うものでは，大腸菌やバクテロイデス属などの嫌気性菌の混合感染が多い．術後縫合不全に伴うものはすでに抗菌薬を使用している場合が多いため，緑膿菌やMRSAなどの耐性菌の関与も多い．

　治療には腹膜炎の原因の除去と抗菌薬の投与が必要となる．原因の除去には有効なドレナージが必須であり，腹部超音波やCTガイド下に穿刺し，施行する．抗菌薬は嫌気性菌にも有効な薬剤を併用する．わが国ではメトロニダゾール（metronidazole）の点滴静注薬が使用できないため，カルバペネム系薬や，β-ラクタマーゼ阻害薬配合ペニシリン系薬とクリンダマイシン（clindamycin）が併用される．

CHECK!
術後縫合不全に伴う腹膜炎でも有効なドレナージを行うことができれば，保存的に治療可能であるが，無効な場合は人工肛門の設置を考慮する．

> **● CASE**　**50歳代　男性**　主訴：発熱　腹痛

現病歴 ▶

- 7年前から糖尿病に罹患し，現在はインスリン治療を行っている．朝食後に心窩部痛および悪心が出現した．昼食は軽めの食事で済ませていたが，夜になり右下腹部痛が出現し，次第に増強したため，夜間救急外来を受診した．

理学的所見 ▶

- 身長：165cm　体重：82kg　体温：38.3℃　脈拍：95/分　血圧：105/65mmHg
- 意識清明．貧血・黄疸なし．心音・呼吸音：異常なし．腹部：平坦・右下腹部に限局した圧痛およびBlumberg徴候を認めた．また，腹部の聴診にて腸管蠕動音の減弱を認めた．

診断 ▶

- 血液検査では白血球数：18,000/μL，CRP：18.9mg/dLと炎症反応を認め，生化学検査では軽度の肝機能障害を認めたが，腎機能障害はなかった．腹部単純X線写真では，遊離ガス像が確認されたため，虫垂炎の穿孔による腹膜炎を疑い，腹部CT写真を確認したところ，穿孔性の虫垂炎と診断された．

抗菌薬

- メロペネム（meropenem）：1回0.5g/1日2回：点滴静注

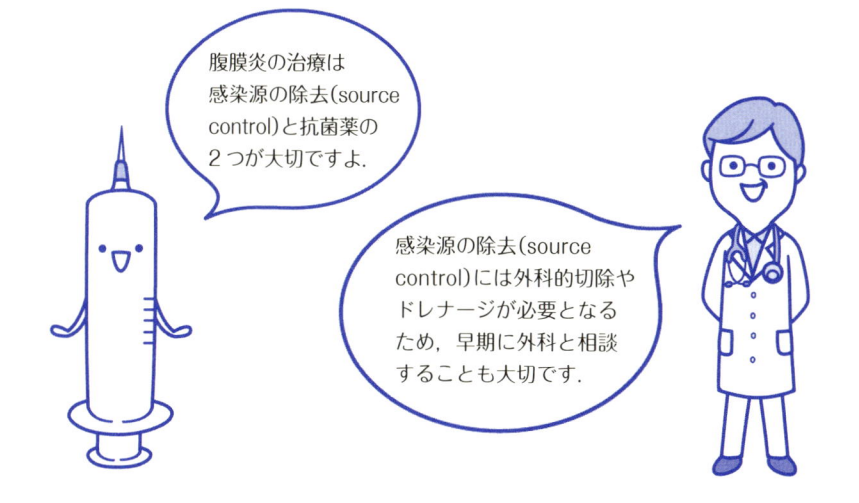

腹膜炎の治療は感染源の除去（source control）と抗菌薬の2つが大切ですよ．

感染源の除去（source control）には外科的切除やドレナージが必要となるため，早期に外科と相談することも大切です．

chapter 4-3 消化器

重症例は早期に外科的治療を！

急性胆嚢炎，胆管炎

　急性胆嚢炎と胆管炎を含む急性胆道炎は，胆石の嵌頓や腫瘍により閉塞した胆道に細菌感染をきたし発症する．診断や治療が遅れると，胆管内圧が上昇し，細菌が血中に入り，敗血症を併発し，重症例では予後不良となるため，手術も含めた外科的治療を早期に行うことが推奨されている．

　急性胆道炎は腹痛，発熱，悪心，嘔吐などの症状を呈することが多い．腹痛は体性痛である右季肋部痛を訴えることが多いが，発症初期には内臓痛である上腹部痛を訴えることが多い．その他，放散痛として右肩痛を伴うことが特徴的とされる．診察時の所見としては，吸気時に痛みが増強して呼吸が停止するMurphy徴候が有名な所見であるが，超音波検査時にプローブで胆嚢を圧迫して圧痛の有無をみるsonographic Murphy徴候が実際には有用である．

　発熱，腹痛，黄疸のCharcot三徴は胆管炎の所見として有名であるが，初期に黄疸を呈することは比較的まれである．胆汁培養や血液培養から原因菌を同定する．原因菌としては，大腸菌，クレブシエラ，腸球菌，エンテロバクターなどが多い．

　急性胆嚢炎は原則として外科手術を考慮しながら初期治療を行う．軽症例では24時間くらいは内科的治療に反応するか，経過観察する．中等症以上の症例では迅速に胆嚢摘出術を検討する．

> **CHECK!**
>
> 急性胆管炎では，原則として胆道ドレナージを行う．ドレナージの方法には内視鏡的経鼻胆管ドレナージ，経皮経肝的胆道ドレナージ，外科手術がある．重症例では，全身状態の改善と緊急的ドレナージ，中等症では内科的初期治療と速やかなドレナージ，軽症例では待機的ドレナージを行う．

● CASE ● **50歳代　女性**　主訴：発熱　右季肋部痛

現病歴

- 生来健康であったが，昨日から右背部痛と心窩部痛が突然出現した．また，今朝からは右季肋部痛が強くなり，呼吸とともに痛みが増悪した．さらに，嘔気や嘔吐を認め，39℃台の発熱も伴っていたため受診した．

理学的所見

- 身長：155cm　体重：69kg　体温：39.5℃　脈拍：115/分　呼吸数：28/分　血圧：128/78mmHg
- 貧血なし．眼球結膜に軽度の黄疸を認める．心音・呼吸音：異常なし．腹部：平坦・右季肋部に自発痛と圧痛を認め，痛みは吸気時に増悪し，痛みのために呼吸が一時的に止まっていた．神経学的検査：異常なし．

診断

- 血液検査は白血球数：16,700/μL，CRP：15.8mg/dL と炎症反応を認めた．生化学検査では，ビリルビンの上昇（T-bil：2.2mg/dL）で肝機能障害を認め，腎機能障害は認めなかった．以上の所見から，急性胆嚢炎を疑い，腹部超音波検査を施行し，胆石，胆泥，胆嚢腫大（521×110mm），胆嚢壁の肥厚を認めたが，明らかな総胆管拡張，肝内胆管拡張は認めなかった．直ちに内視鏡的結石除去術による胆道ドレナージを施行し，抗菌薬の投与を開始し，翌日，腹腔鏡下胆嚢摘出術の目的で外科に転科となった．

抗菌薬

- タゾバクタム/ピペラシリン（tazovactam/piperacillin）：1回 4.5g/1日3回：点滴静注

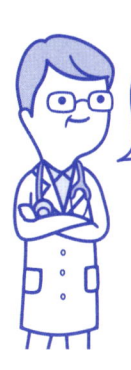

内科的な抗菌薬の投与はできるだけ短くして，早急に行いましょう．

速やかに外科的ドレナージができて，周囲の感染の波及がないときは，抗菌薬は術後24時間で終了するんですね！

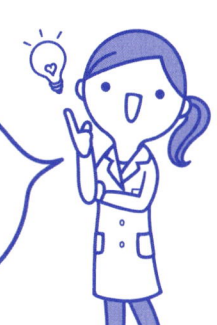

chapter 4-4 消化器

いまでも忘れてはいけない感染症

消化管寄生虫症

　寄生虫による感染症としてはアニサキス症や蟯虫症など比較的現在でもみられる疾患もあるが，多くの寄生虫感染症は過去のものとされ，忘れ去られている．いまでも遭遇する寄生虫感染症の代表が消化管寄生虫症である．近年のグルメブームの背景もあり，生食を好む日本人には十分注意が必要である．

　条虫はいわゆるサナダムシであり，国内ではサケやマスの生食で感染する日本海裂頭条虫症の頻度が高い．また，牛の生食で感染する無鉤条虫症や，豚の生食で感染する有鉤条虫症も時にみられる．これらの消化管寄生虫症の患者は，時に腹痛，腹部膨満感，下痢などの症状を認めるが，いずれも軽度であり，無症状の症例も多い．多くは患者自身が排出された虫体に気づいて来院する．

　診断には，糞便の塗抹標本を作製し，検鏡によって虫卵を確認する．産卵孔をもつ日本海裂頭条虫は容易に検出できるが，産卵孔をもたない，無鉤条虫と有鉤条虫の検出率は低い．

　治療に関しては経口薬で容易に駆虫可能である．条虫症に対しては国内ではプラジカンテル（praziquantel）が投与される． 排出された成虫およびその頭部を確認することで駆虫成功とされるが，数ミリ程度の頭部を糞便中から確認することが実際には困難であるため，投与前に十分な緩下剤を服用し，投与後に一気に排便するように指導する．排出された頭部が確認できない場合は，数か月後に糞便検査を行い，虫卵の有無を確認し，虫卵が残存する場合は再度駆虫を行う．

> **Notice!**
> 発展途上国への渡航歴がある患者では，ランブル鞭毛虫による消化管寄生虫症に注意が必要である．

●CASE● 20歳代　女性　主訴：腹部違和感

現病歴

- 1か月前より腹部違和感を自覚していたが，下痢や腹痛などは認めないため，放置していた．3年前に旅行でインドを訪れたが，そのほかには海外渡航歴などはない．食欲も普段と同じであった．受診当日朝の排便時に違和感を認め，肛門から数十センチの白色のひも状の寄生虫を排出したため，虫体を持参して受診した．

理学的所見

- 身長：162cm　体重：47kg　体温：36.2℃　脈拍：68/分　呼吸数：18/分，血圧：100/64mmHg
- 貧血・黄疸なし．心音・呼吸音：異常なし．腹部：平坦・圧痛なし．肝・脾：触知せず．神経学的検査：異常なし．

診断

- 血液検査では白血球数は正常，CRPも陰性であり，生化学検査でも肝機能や腎機能に異常を認めなかった．持参した虫体は日本海裂頭条虫の成虫であることが判明し，糞便検査を行った結果，虫卵が確認されたため，日本海裂頭条虫による消化管寄生虫症と診断した．後日，問診を行ったところ生サケの摂食歴が確認された．

抗菌薬

- プラジカンテル（praziquantel）：1回600mg/1日1回：経口投与

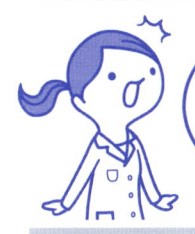

> 条虫症の多くは患者自身が虫体の排出に気づいて受診することがほとんどなんだ…

> 有鉤条虫症ではプラジカンテルは自家感染を起こすため投与してはいけませんよ！

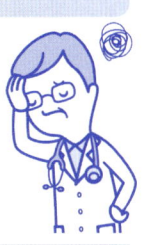

➡ CHECK!

有鉤条虫症の場合は，虫体が破壊されると，幼虫が各臓器に運ばれてそこで有鉤条虫症を発症するため，ガストログラフィン法を用いて，頭部を破壊せずに確実に虫体の排出を確認する方法が望まれるが，患者の苦痛や放射線被曝の問題が生じてくる．

chapter 5-1

泌尿器

急性の経過を とることが多い

単純性膀胱炎

　尿路感染症は日常で遭遇する頻度の高い感染症の一つである．尿路感染症はその臨床経過から急性と慢性に，また基礎疾患の有無から単純性と複雑性に分類される．

　単純性膀胱炎は急性の経過をとることが多く，また，男性に比べて女性の割合が多い．臨床症状としては，発熱を伴うことはなく，排尿痛，頻尿，尿混濁などの症状に加えて，下腹部の不快感を認めることがある．そのような患者ではまず尿検査を実施し，膿尿や細菌尿の有無を確認する．尿を検鏡して10白血球/μL以上の膿尿が急性単純性膀胱炎ではほぼ全例に確認される．また，尿のグラム染色を行えば細菌尿か否かがわかる．通常は遠心分離していない尿を染色し，強拡大（1,000倍）で検鏡したとき，各視野に1個以上の菌が観察されれば，培養検査では 10^5 CFU/mL以上の細菌尿であるとされている．しかし，米国感染症学会（IDSA）のガイドラインによると，健常女性では一過性の細菌尿が普段でも起こり得るため，2回以上の検体から細菌尿が認められた場合とされている．なお，男性の場合は1回の検体でも意義がある．

　単純性膀胱炎の原因菌としては，大腸菌が最も多く，残りはプロテウス属，クレブシエラ属などの腸内細菌やブドウ球菌などがある．**米国のガイドラインではST合剤が第1選択薬とされるが，わが国では本薬は原則的に他の抗菌薬が無効なときに使用すべきとされているため，キノロン系薬が第1選択薬とされる**．その他は経口セフェム系薬も使用されることがある．抗菌薬の投与によって，症状は速やかに軽快するので，治療期間は3日間とされる．

> **Notice!**
> 症状を認めない無症候性細菌尿は，治療を行っても膀胱炎や腎盂腎炎の発症に差はないため，妊婦や侵襲性手技を行う患者以外には抗菌薬を投与しない．

● CASE ● **20歳代　女性**　主訴：排尿痛　頻尿　残尿感

現病歴

- 大学受験が終わった翌日から，排尿時の違和感を自覚した．受験のときには，緊張からいつもより尿の回数が少なくなっていた．昨日から尿の回数が多くなり，数時間に1回，お手洗いに行くようになった．また，排尿痛と残尿感も自覚したため受診した．

理学的所見

- 身長：165cm　体重：48kg　体温：36.2℃　脈拍：62/分　呼吸数：18/分　血圧：100/62mmHg
- 貧血・黄疸なし．心音・呼吸音：異常なし．腹部：平坦・下腹部に軽度の圧痛あり．肝・脾：触知せず．神経学的所見：異常なし．

診断

- 血液検査では白血球数は正常であり，CRP：1.5mg/dLと極めて軽度の炎症反応を認めた．生化学検査は異常なく，以上の所見から急性単純性膀胱炎を疑い，尿検査を実施した．その結果，尿は褐色で混濁しており，沈渣の鏡検にて40～50白血球/μLの膿尿と，10～20赤血球/μLの顕微鏡的血尿を認めた．また，尿のグラム染色で多数のグラム陰性桿菌が確認された．後日，尿培養検査から大腸菌が10^5 CFU/mL検出され，急性単純性膀胱炎と診断された．

抗菌薬

- レボフロキサシン（levofloxacin）：1回500mg/1日1回：経口投与

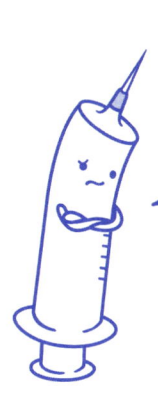

急性単純性膀胱炎の原因として最も多い大腸菌も，近年耐性菌が増加しています．

キノロン系薬に耐性を示す大腸菌やESBLsの増加には，今後注意が必要です．

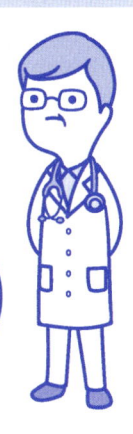

chapter 5-2

泌尿器

多剤耐性菌が感染することもある

複雑性尿路感染症

　複雑性尿路感染症は，単純性尿路感染症に比して，抗菌薬の治療効果が明らかに下回る．その原因は，宿主側に，解剖学的あるいは機能的な尿路の異常，代謝上の問題などがあり，原因菌側の問題としては耐性菌がある．また，複雑性尿路感染症は単純性尿路感染症に比して，明らかに重症となることが多い．**尿路感染症から，敗血症，腎周囲膿瘍，腎盂腎炎などに波及することもあるため，注意が必要である．そのため，内科的治療では限界がある場合もあり，泌尿器科と密接な連携をとる必要がある．**

　複雑性尿路感染症の患者は治療初期は入院加療することが望まれる．尿所見，尿の培養検査とともに，敗血症の併発を確認するため，血液培養検査（2セット）を必ず実施する．さらに，腹部超音波検査や腹部CT検査を実施し，水腎症の有無や尿路の閉塞の原因となる結石の存在などを確認しておく．

　原因菌は，市中感染と院内感染の場合で若干異なるが，大腸菌のほかに腸球菌や緑膿菌，シトロバクターやセラチアなどがある．**院内感染の場合はさらに原因菌の耐性度が高くなり，MRSAをはじめ，時には多剤耐性緑膿菌（MDRP）や多剤耐性アシネトバクター（MDRAB）などが感染することがあり，治療に難渋する．**

　抗菌薬は注射薬が選択され，第1世代以外のセフェム系薬には感受性が保たれていたが，近年ESBL産生菌が増加しており，そのような菌では無効である．そのため，カルバペネム系薬やアミノ配糖体が選択される．

● CHECK!

水腎症性腎盂腎炎や腎周囲膿瘍は内科的治療のみでは完治は望めないため，泌尿器科にコンサルトし，直ちに経皮的腎瘻術や経尿道的ステント留置術を施行し，ドレナージを行うことが重症化を防ぐ手立てであり，それでも無効な場合は腎摘出術の施行も考慮する．

● CASE ● **70歳代　女性**　主訴：発熱　右背部痛

現病歴

- 約10年前から糖尿病で治療を受けていた．また，2年前には尿路結石を指摘されていた．1週間ほど前から，尿の出方がやや悪くなり，尿量も減少していた．3日前から39℃台の発熱を自覚するとともに，右背部痛を認めたため，近医に受診し，膀胱炎の疑いで，抗菌薬の処方を受けたが，発熱や右背部痛が改善しないため受診した．

理学的所見

- 身長：162cm　体重：72kg　体温：39.4℃　脈拍数：100/分　呼吸数：25/分　血圧：120/62mmHg
- 貧血・黄疸なし．心音・呼吸音：異常なし．腹部：平坦・圧痛なし．右背部に自発痛および叩打痛を認める．肝・脾：触知せず．神経学的検査：異常なし．

診断

- 血液検査は白血球数：10,200/μL（好中球：82%，リンパ球：12%，単球：6%）であり，CRP：26.6mg/dL と炎症反応を認めた．生化学検査では，肝機能異常はないが，軽度の腎機能異常を認めた．また，尿検査ではタンパク ++，糖 +，潜血 +++，沈渣では 120 白血球/μL，40 赤血球/μL であり，尿のグラム染色では多数のグラム陰性桿菌が認められた．また，腹部CT写真では，直径2cm大の右腎結石，尿管結石を認め，尿管は閉塞し，軽度右水腎症が認められた．以上の所見から複雑性感染症と診断された．後日の尿培養検査から大腸菌が 9×10^8 CFU/mL 検出され，さらに薬剤感受性検査の結果，キノロン系薬に耐性であり，ESBL 産生菌であることが判明した．

抗菌薬

- メロペネム（meropenem）：1回 1g/1日3回：点滴静注

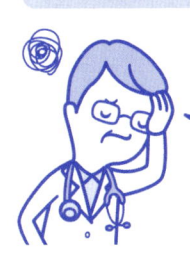

尿路カテーテル留置例では，多剤耐性菌が原因菌となる場合があり，難治となります．

泌尿器科的な処置が必要な場合が多いので，早めに相談しておくことが大切ですね．

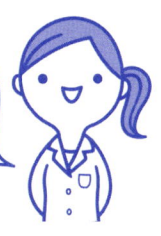

chapter 5-3 泌尿器

宿主が要因となり重症化する

腎盂腎炎

　複雑性尿路感染症から腎盂腎炎に進展するのは，尿流停滞や尿路閉塞をきたす要因が宿主にあることが原因となる．尿路系の基礎疾患や尿路カテーテルによって閉塞をきたすと急激に腎盂内圧が高まり，そこに感染があれば原因菌は容易に血流に入り，敗血症を併発する．尿流停滞や尿路閉塞は尿路カテーテルによるものと，尿路結石によるものが多い．尿路カテーテル内の浮遊物や，カテーテルの屈曲などが閉塞の原因になりやすい．尿路結石が陥頓し，そこに感染が生じた場合は有痛性の急性複雑性腎盂腎炎を発症する．

　腎盂腎炎は発熱を伴い，38℃以上の高熱になることも多い．さらに，患側背部の叩打痛などの臨床症状を伴う．検査所見では，白血球増多やCRP高値などの炎症反応に加えて，膿尿，細菌尿がみられる．また，腹部超音波検査や腹部CT検査を行い，尿流停滞や尿路閉塞の原因疾患の存在を確認するとともに，水腎症の併発の程度を判断する．

　原因として最も多い大腸菌ではキノロン系薬に耐性を示す菌も多く，さらに近年ではESBL産生菌の増加が顕著であり，そのような耐性菌ではカルバペネム系薬やアミノ配糖体以外の抗菌薬は無効となる．そのため，**初期治療薬は広域スペクトルの抗菌薬を選択したとしても，原因菌の薬剤感受性成績からより狭域な抗菌薬への変更も考慮する．**

　適切な治療により，症状は速やかに軽快することが多いが，**尿流停滞や尿路閉塞の原因が取り除けないときは再発するため，2週間は十分に抗菌薬を投与し，その間に原因疾患に対する治療を検討する．**また，内科的治療で限界がある場合は，泌尿器科医と連携し，速やかにドレナージ術を施行する．

> **! Notice!**
> 原因菌としては大腸菌が最も多いが，そのほかにも腸球菌やクレブシエラ属，緑膿菌などが検出される．

● CASE　**30歳代　女性**　主訴：発熱　悪寒戦慄　右背部痛

現病歴

- これまでに 2 回ほど急性単純性膀胱炎の診断で治療を受けたことがあった．3 日前から，排尿時の違和感，頻尿，排尿時痛などを自覚したため，以前膀胱炎の治療のときの抗菌薬を服用したが，症状が軽快しなかった．昨日より 39℃台の発熱，悪寒戦慄，悪心などを認め，また強い右背部痛を自覚したため，救急車で受診した．

理学的所見

- 身長：160cm　体重：56kg　体温：39.4℃　脈拍数：110/分　呼吸数：27/分　血圧：102/62mmHg
- 貧血・黄疸なし．心音・呼吸音：異常なし．腹部：平坦・圧痛なし．右背部に自発痛および叩打痛を認める．肝・脾：触知せず．神経学的検査：異常なし．

診断

- 血液検査は白血球数：14,500μL（好中球：82％，リンパ球：16％，単球：2％）であり，CRP：16.4mg/dL と炎症反応を認めた．生化学検査では，肝機能異常および腎機能障害は認めない．尿検査ではタンパク陰性，糖陰性，潜血陰性，沈渣では 30 白血球／μL，15 赤血球／μL であり，尿のグラム染色では多数のグラム陰性桿菌が認められた．また，腹部 CT 写真では，軽度右水腎症が認められたが，結石や腫瘍などによる尿路の閉塞は認められなかった．以上の所見から急性腎盂腎炎と診断された．後日の尿培養検査から大腸菌が 10^7 CFU/mL 検出された．

抗菌薬

- シタフロキサシン（sitafloxacin）：1 回 100mg/1 日 1 回：経口投与

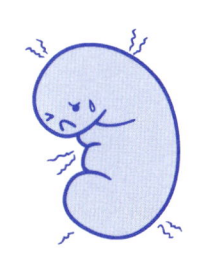

chapter 5-4 泌尿器

多様化する社会とともに存在する

性行為感染症

　性行為感染症(sexually transmitted infection；STI)は男性に発症する場合と女性に発症する場合に分けられる．男性のSTIで最も多いものは，尿道炎であり，そのほかには性器ヘルペス，尖圭コンジローマなどの性器または性器周囲の皮膚症状を認める疾患と，精巣上体炎などの性器周囲の炎症性疾患がある．さらに，女性では子宮付属器炎から波及する骨盤腹膜炎に注意が必要となる．

　男性の尿道炎は排尿痛と尿道分泌物を主訴とし，原因菌としては，淋菌とクラミジアが最も多い．淋菌性尿道炎は尿道分泌物のグラム染色でグラム陰性の双球菌を認めれば診断は容易である．クラミジア性尿道炎も核酸増幅法(PCR法)によって検査可能である．また，この2つの原因菌は合併することが多いため，淋菌が確認されても，クラミジアの検査を実施しておく．**淋菌は多くの抗菌薬に耐性を示し，実際にはセフトリアキソン(ceftriaxone)，セフタジジム(ceftazidime)，スペクチノマイシン(spectinomycin)の3剤のみが治療に推奨される**．またクラミジア性尿道炎にはマクロライド系薬，キノロン系薬，テトラサイクリン系薬が使用される．

　女性のSTIは下腹部を中心とした急性腹症として発症することが多く，骨盤腹膜炎の鑑別が重要となる．診察に際しては婦人科的な診察をためらわずに行い，頸管分泌物の検査を行う．**原因菌は男性と同様であるが，治療が遅れれば，その後不妊症となる確率が高いため，診断されたら直ちに抗菌薬を投与することが重要である**．

> **CHECK!**
> 性行為感染症では，パートナーの治療を行わないと再発することがあるため，両者のインフォームドを十分にとって治療を行うことが大切である．

● CASE ● **30歳代　男性**　主訴：排尿痛

現病歴

- 数か月前より，歓楽街の不特定多数の女性と性交渉がある．1週間前から排尿時の違和感を自覚し，排尿後に下着に黄色のシミがつくようになっていた．その後，排尿時痛を認めるようになったため受診した．

理学的所見

- 身長：173cm　体重：65kg　体温：36.2℃　脈拍：60/分　呼吸数：18/分
  血圧：132/84mmHg
- 貧血・黄疸なし．心音・呼吸音：異常なし．腹部：平坦・圧痛なし．肝・脾：触知せず．神経学的所見：異常なし．

診断

- 病歴から性行為感染症による尿道炎を疑い，診察した．尿道口から黄色の分泌物の流出を認めたが，触診上は精巣・精巣上体および前立腺は正常であった．また，尿道分泌物の塗抹検査では，多数の白血球を認め，鏡検では20～30白血球/μLの膿性分泌物であった．また，グラム染色ではグラム陰性の双球菌を多数認めた．さらに初尿を用いたPCR検査では淋菌と*Chlamydia trachomatis*が陽性となった．以上の所見より，淋菌とクラミジアによる急性尿道炎と診断された．

抗菌薬

- セフトリアキソン（ceftriaxone）：1回1g/1日1回：点滴静注
- アジスロマイシン（azithromycin）：1回2g/1日1回：経口投与

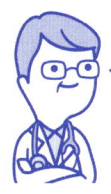

> 男性の尿道炎は淋菌とクラミジアが同時に感染することが多くあります．

> その場合もセフトリアキソンの単回投与とアジスロマイシンの単回投与の1日で治療が終了できます．

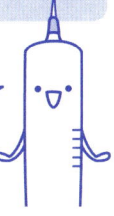

! Notice!

アジスロマイシン（azithromycin）の2g製剤は単回投与で淋菌にもクラミジアにも有効とされるが，耐性菌も報告されている．精巣上体炎は陰嚢腫大や圧痛などの局所症状とともに，高熱を認めることがあり，入院して連日の抗菌薬の点滴静注が必要となる．

chapter 6-1 耳鼻咽喉

いわゆる「かぜ症候群」の症状と抗菌薬

急性扁桃炎，咽頭炎

　一般内科の外来患者のなかで最もよく遭遇する疾患が，急性扁桃炎や咽頭炎である．多くはいわゆる「かぜ症候群」の症状としてみられることが多い．原因となるのは大部分がウイルス感染症であり，季節や地域によって若干の違いはあるが，ライノウイルス，コロナウイルス，RS（respiratory syncytial）ウイルス，エンテロウイルスなどが原因ウイルスとなる．その他，急性扁桃炎や咽頭炎では，アデノウイルスやパラインフルエンザウイルスが原因となる．また，これらのウイルスと異なり **EB（Epstein-Barr）ウイルスも急性扁桃炎を併発する**．

　ウイルス以外ではA群溶連菌やレンサ球菌が主な原因菌である．ウイルス感染症には抗菌薬の投与は不要であるが，その診断法は確立されていない．また，臨床症状だけから細菌感染症とウイルス感染症を区別することは困難とされる．さらに，感染当初はウイルス感染であっても，その後に細菌感染が続発することもあり，症例によっては抗菌薬の投与が考慮される．また，EBウイルスによる伝染性単核球症に伴う急性扁桃炎は，偽膜様白苔が特徴的所見とされるが，肉眼所見から診断することは困難な場合が多い．**一般的には急性扁桃炎や咽頭炎に使用する抗菌薬はペニシリン系薬が推奨される**．ただし，EBウイルス感染症ではペニシリンアレルギーを助長するため，ペニシリン系薬の投与は禁忌とされており，注意が必要である．

> **!Notice!**
> 高齢者や糖尿病などの基礎疾患を有する患者では，急性扁桃炎に引き続き，扁桃周囲膿瘍，深頸部膿瘍やさらに縦隔膿瘍に進展することもまれにある．このような症例では喉頭蓋が腫脹し，気道の狭窄をきたすため，直ちに耳鼻科医に相談する必要がある．

●CASE● 20歳代　男性　主訴：発熱　咽頭痛　頸部リンパ節腫大

現病歴

- 生来健康である．1週間前に38℃台の発熱と咽頭痛を認め，市販の感冒薬を服用した．しかし，症状が軽快しないため，近医を受診し，急性咽頭炎の診断にて，ペニシリン系薬が処方された．その後，3日前から頸部リンパ節の腫大と，全身の発疹を認めたため，再度近医を受診し，薬疹の疑いにてペニシリン系抗菌薬が中止となった．その後，発疹は軽快するも，39℃台の発熱および頸部リンパ節腫大が軽快しないため，当院に紹介受診となった．

理学的所見

- 身長：173cm　体重：67kg　体温：39.4℃　脈拍：100/分　呼吸数：28/分　血圧：100/62mmHg
- 両側頸部に軽度の圧痛を伴う軟性弾のリンパ節を触知する．咽頭発赤あり，両側扁桃腫大，一部に白苔を認める．心音・呼吸音：異常なし．腹部：平坦・圧痛なし．肝臓：触知せず．脾臓：触知し，脾腫大．神経学検査：異常なし．

診断

- 血液検査では白血球数：6,700/μL（好中球：65％，リンパ球：25％，単球：10％）であり，血液の目視像で異型リンパ球7％が認められ，CRP 4.5mg/dLと軽度の炎症反応を認めた．生化学検査では，軽度の肝機能障害を認めるが，腎機能は正常であった．以上の所見から伝染性単核球症（EBウイルス感染症）を疑い，抗体検査を実施した．後日，抗体検査の結果から抗VCA-IgG抗体陽性，抗EBNA抗体陰性であり，EBウイルス感染症と診断された．

抗菌薬

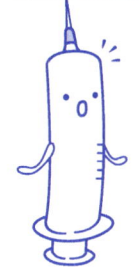

- 投与なし

> 繰り返す急性扁桃炎は，腎炎などを併発する危険もあるんですか…

> 1年間に数回以上，急性扁桃炎を繰り返す患者では，耳鼻科に相談して扁桃摘出手術も考慮されます．

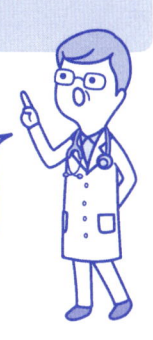

chapter 6-2 耳鼻咽喉

軽症例に抗菌薬の効果は期待できないが…

急性副鼻腔炎

　急性副鼻腔炎は急性上気道炎に引き続き発症し，発症初期の原因菌はウイルスが大部分を占める．そのため，軽症例では抗菌薬の効果は期待できない．経過観察において，症状の悪化があり，中等症から重症に移行すれば抗菌薬の投与を開始する．

　2010年にわが国で発刊された「急性副鼻腔炎診療ガイドライン」にも，「成人の場合は軽症であれば，発症後5日間は抗菌薬を投与せず，経過観察すべきである」と記載されている．その後，**症状が軽快しないときには細菌性副鼻腔炎の併発を考え，抗菌薬の投与を開始するが，投与前に必ず中鼻道からの膿性分泌物の細菌学的検査を実施する**．中鼻道からの検体採取に際しては耳鼻科的な診察器具が必要となるため，耳鼻科医に依頼するとともに，副鼻腔単純X線や副鼻腔CT写真などから合併症の有無の検査や重症度の判定を行う．

　細菌性副鼻腔炎の原因菌としては，肺炎球菌と *Haemophilus influenzae* が最も多くを占める．そのため，抗菌薬としてはペニシリン系薬が第1選択とされる．しかし，ペニシリン耐性肺炎球菌（PRSP）や，β-ラクタマーゼ非産生アンピシリン耐性インフルエンザ菌（BLNAR）などの薬剤耐性菌が近年増加傾向にあり，ペニシリン系薬が無効の場合は薬剤感受性検査を確認し，他の抗菌薬を使用する．セフェム系薬の一部もこのような耐性菌に有効とされるが，**わが国のセフェム系薬は他国に比べて投与量が少ないとされるため，セフェム系薬を選択した際には十分な投与量で治療する**．さらに，重症例や合併症が考慮される症例では，このような耐性菌に対して優れた抗菌活性を示すレスピラトリーキノロン系薬を投与する．

> **CHECK!**
>
> 他の薬剤としてはマクロライド系薬のなかで，アジスロマイシン（azithromycin）の高用量単回投与が有効性を期待できるが，他のマクロライド系薬は無効であるために，急性副鼻腔炎の治療薬とはなり得ない．

● CASE ● **20歳代　女性**　主訴：発熱　鼻閉　頭痛

現病歴

- 生来健康であった．1週間ほど前に，発熱，鼻汁，咽頭痛を認め，市販の感冒薬を服用していたが，仕事が忙しく，十分な安静は取れていなかった．その後，発熱や咽頭痛が一時軽快したが，3日前から再度，38℃台の発熱とともに，鼻閉を自覚し，昨日からは前頭部の頭痛も出現したため，受診した．

理学的所見

- 身長：165cm　体重：55kg　体温：38.2℃　脈拍：70/分　呼吸数：23/分　血圧：110/74mmHg
- 咽頭発赤あり．扁桃腫大は認めないが，後鼻漏が認められた．貧血・黄疸なし．心音・呼吸音：異常なし．腹部：平坦・圧痛なし．肝・脾：触知せず．神経学的所見：異常なし．

診断

- 血液検査では白血球数：7,400/μL，CRP：2.3mg/dL と軽度の炎症反応を認めた．生化学検査では肝機能，腎機能ともに異常なく，以上の所見から急性副鼻腔炎を疑い，耳鼻科に紹介受診した．副鼻腔単純X線写真では左上顎洞に陰影を認め，副鼻腔CT写真でも同部位に陰影と液面形成を認め，急性副鼻腔炎と診断された．また，耳鼻的診察では，膿性鼻汁を認め，グラム染色では多数のグラム陽性球菌を認めた．

▼

抗菌薬

- アモキシシリン（amoxicillin）：1回500mg/1日3回：経口投与

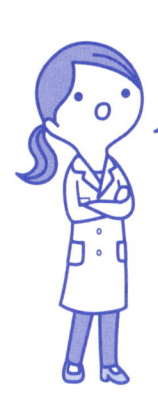

> 慢性副鼻腔炎ではマクロライド系薬の少量長期投与が行われることがありますね．

> でも，急性副鼻腔炎では原因菌の多くが耐性を示すので，マクロライド系薬は選択されませんよ．

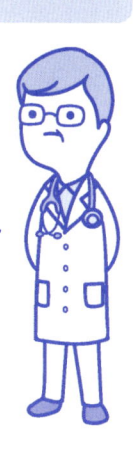

chapter 6-3 耳鼻咽喉

小児と成人ではどう違う？

中耳炎

　急性中耳炎は小児の感染症として重要な疾患の一つであり，小児の発熱の原因の多くを占める感染症である．少なくとも4人に1人は10歳までに1回は急性中耳炎に罹患するとされ，発症年齢のピークは2～5歳であるとされる．その一方で成人の発症頻度は小児に比して少なく，小児の10分の1程度といわれている．

　急性中耳炎の多くは，急性上気道炎に引き続き発症することが多く，原因菌はウイルス，細菌，マイコプラズマなどとされるが，急性上気道炎や副鼻腔炎に比して，ウイルスと細菌の合併や，細菌による感染が主体となることが多い．副鼻腔炎と同様に，肺炎球菌と Haemophilus influenzae が原因菌となることが多く，それに Moraxella catarrhalis を加えた3菌種が主な原因菌である．

　中耳炎はこれまで，発症3週間以内が急性，3か月以上が慢性と分類されていたが，**近年の薬剤耐性菌の増加に伴う難治化と低年齢化によって新たな分類が提唱され，宿主の免疫能と原因菌の薬剤感受性から単純性中耳炎と，抗菌薬による治療が奏功しにくい遷延性中耳炎に分類されるようになった．また，2歳未満の乳幼児では，宿主の免疫能が未熟であるため，乳幼児中耳炎として区別して考える**．成人では，軽症の単純性中耳炎では3～5日間は抗菌薬を投与せず経過観察する．また免疫能に何らかの異常のある宿主に発症した軽症例や，中等症以上の単純性中耳炎ではペニシリン系薬およびセフェム系薬が第1選択薬とされる．さらに重症例ではレスピラトリーキノロン系薬が選択される．小児では3日間経過観察し，改善しない場合はペニシリン系薬や高用量のセフェム系薬の投与や，鼓膜切開などの耳鼻科的処置を行う．

> **! Notice!**
> 急性中耳炎の治療に関しては小児でも成人でも臨床症状と鼓膜所見から点数化し，重症度を判断する．

> **●CASE** 20歳代　女性　主訴：右耳痛

現病歴

- 生来健康であった．5日前にプールで泳いだ後から，右耳の閉塞感を自覚したが，放置していた．3日前から38℃台の発熱，鼻汁，咽頭痛を認め，市販の感冒薬を服用し，様子をみていた．そして，昨日から右耳の閉塞感に加えて，痛みを伴うようになり，痛みが徐々に強くなったため受診した．

理学的所見

- 身長：162cm　体重：48kg　体温：37.6℃　脈拍：62/分　呼吸数：20/分　血圧：100/74mmHg
- 咽頭発赤あり．扁桃腫大は認めない．貧血・黄疸なし．心音・呼吸音：異常なし．腹部：平坦・圧痛なし．肝・脾：触知せず．神経学的所見：異常なし．

診断

- 血液検査では白血球数：6,400/μL，CRP：1.6mg/dL と軽度の炎症反応を認めた．生化学検査では肝機能，腎機能ともに異常なく，以上の所見から急性中耳炎を疑い，耳鼻科紹介受診となった．耳鼻科での耳鏡検査による鼓膜所見では，右側鼓膜は発赤・膨隆を認めたため，鼓膜切開術を施行し，粘膿性分泌物が流出してきた．分泌物のグラム染色からはグラム陽性球菌が多数認められた．

▼

抗菌薬

- セフジトレン-ピボキシル（cefditoren-pivoxil）：1回100mg/ 1日3回：経口投与

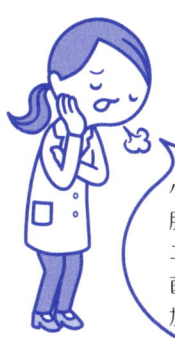

「小児の中耳炎では肺炎球菌やインフルエンザ菌など，耐性菌による難治例が増加しつつあるわね．」

「そういった症例では，薬剤感受性を確認してから，トスフロキサシン（tosufloxacin），テビペネム-ピボキシル（tebipenem-pivoxil）を投与しましょう！」

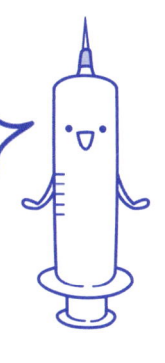

chapter 7-1 整形外科

内科で最も遭遇する整形外科的感染症

化膿性脊椎炎

　化膿性脊椎炎は疼痛と発熱を主訴とする整形外科的な感染症として，頻度はそれほど多くないが，見逃してはならない感染症である．高齢者などすでに変形性脊椎炎や骨粗鬆症などの診断がされている患者は，化膿性脊椎炎を発症する前から慢性的な疼痛を訴えているうえ，発熱などの全身症状に乏しいこともあるので特に注意が必要となる．

　感染の部位としては腰椎が最も多く，続いて胸椎，頸椎の順である．**化膿性脊椎炎の発症は，術後の手術部位感染を除けば，血行性感染として，先行する感染症が存在することが多い．なかでも感染性心内膜炎では化膿性脊椎炎を合併することが多いため，注意が必要となる．**その他，医原性で近年多いのは血管内留置カテーテル感染を伴うものである．単純X線写真，CTやMRIなどの画像診断が感染部位の特定とその診断に役に立つ．

　原因菌の検出には直視下生検や針生検が必要であり，血液培養も2セット以上必ず実施する．抗菌薬が投与された後は原因菌の検出率が著明に低下するため，原因菌が同定できる検査を実施した後に抗菌薬を投与することが望ましい．

　治療に関しては，安静をとり，脊椎に無理な負荷をかけない状態で，抗菌薬を投与する．抗菌薬は原因菌の薬剤感受性の結果をみて，有効な薬剤を十分量投与することが重要である．通常は4～6週間の点滴静注の後，2～6週間の経口薬の投与が必要であり，他の感染症に比べて，長期の抗菌薬投与が必須である．

→ CHECK!

原因菌としてはブドウ球菌の割合が多く，近年ではMRSAが増加している．そのほかには表皮ブドウ球菌，レンサ球菌，緑膿菌，腸球菌なども原因菌となる．混合感染の割合は比較的少なく，単独菌の感染の症例が多い．

● **CASE** ● 60歳代　女性　主訴：発熱　背部痛

現病歴

- 約5年前から骨粗鬆症と糖尿病で治療を受けていた．数年前から時折，背部痛を自覚したが，鎮痛薬や湿布にて経過観察とされていた．約1か月前から背部痛を自覚したため，近医の整形外科を受診し，鎮痛薬と湿布が処方された．その後，背部痛は徐々に増悪し，1週間ほど前から38℃台の発熱と下肢のしびれ感も自覚したため，近医を再度受診し，不明熱の精査目的で紹介受診した．

理学的所見

- 身長：162cm　体重：76kg　体温：37.6℃　脈拍：72/分　呼吸数：24/分　血圧：156/92mmHg
- 貧血・黄疸なし．心音・呼吸音：異常なし．腹部：平坦・圧痛なし．肝・脾：触知せず．神経学的所見：異常なし．右足の第1指の付け根に化膿性の腫瘤を認める．

診断

- 血液検査では，白血球は15,300/μL（好中球：90％，リンパ球：7％，単球：3％）でCRP：15.8mg/dLと強い炎症反応を認めた．生化学検査では，肝機能および腎機能に異常は認めず．血糖値は236mg/dLでHbA1cは10.5mg/dLであった．以上の所見から化膿性脊椎炎も否定できないため，整形外科に紹介受診となった．整形外科で腰椎の単純X線写真，CT写真およびMRIを検査した結果，単純X線写真にて腰椎の狭小化，CTでは腰椎の破壊像を認め，またMRI所見からも化膿性脊椎炎が診断された．

抗菌薬

- セファゾリン（cefazolin）：1回2g/1日3回：点滴静注
- バンコマイシン（vancomycin）：1回1g/1日2回：点滴静注

Notice!

抗菌薬の投与期間が短いと再発することが多い．内科的治療が無効な場合はデブリドマンなどの外科的治療を考慮する．

chapter 7-2 整形外科

感染症はこう叩け！ 2

関節の障害を可能なかぎり防ぐには

感染性関節炎

　関節や骨などは元来，感染に対して抵抗性が高い臓器である．しかし，時に直接的に外来性，あるいは血行性に内因性の感染を発症することがあり，ひとたびこのような感染症を発症すると重症・難治性感染症となる．治療後に多大な機能障害を残すこともあり，患者の日常生活に大きな支障を生じる．そのため，感染性関節炎はその早期診断と適切な早期治療が不可欠である．

　感染性関節炎の患者では，発熱と罹患した関節の疼痛，熱感，圧痛などの局所所見と，その関節の可動制限を認める．罹患する関節としては成人では膝関節，股関節が多く，小児では股関節が一般的である．単純X線検査やCT，MRIなどの画像検査とともに，原因菌検索のために関節穿刺を実施し，関節液の検査を行う．採取された関節液はグラム染色と培養検査を実施し，その中に好中球優位の白血球増多を認めれば診断される．

　原因菌としては黄色ブドウ球菌，表皮ブドウ球菌，β溶連菌，腸球菌などのグラム陽性菌が多いが，時に緑膿菌などのグラム陰性菌もある．

　治療には早期のドレナージとともに十分な滑膜切除を含むデブリドマンが重要である．外科的処置で感染巣の細菌の絶対数を減少させたうえで，適切な抗菌薬を投与する．頻回の穿刺排膿も実施できるが，可能であればドレナージを行う．抗菌薬は骨関節への移行性の良好な薬剤が選択される．そのなかではST合剤，リファンピシン（rifampicin），ミノサイクリン（minocycline），クリンダマイシン（clindamycin），リネゾリド（linezolid）などが選択される．バンコマイシン（vancomycin）は移行性が悪いため注意が必要である．

➡ CHECK!

関節内への抗菌薬の投与は推奨されていない．また，治療期間は他の感染症と比べて長く，4～6週間投与することが一般的である．

> **● CASE ●** 80歳代　女性　主訴：発熱　右膝関節の腫脹と疼痛

現病歴

- 5年前から右膝が時折痛むため，近医の整形外科を受診していた．変形性膝関節症の診断にて，膝関節内に鎮痛薬とステロイド薬の関節腔内投与を受けていた．1か月前から右膝関節の痛みが強くなり，頻回の関節腔内注射を受けていた．1週間前から38℃台の発熱を自覚し，また右膝関節の腫脹を認めたため，整形外科を受診し，解熱鎮痛薬と湿布が処方されたが，発熱が続くため，内科的疾患が心配になり受診した．

理学的所見

- 身長：160cm　体重：72kg　体温：38.2℃　脈拍：72/分　呼吸数：22/分　血圧：120/78mmHg
- 意識清明．心音・呼吸音：異常なし．腹部：平坦・圧痛なし．肝・脾：触知せず．神経学的検査：異常なし．右膝関節は腫脹し，熱感を伴っていた．また，右足は屈曲制限を認めた．

診断

- 血液検査では白血球は15,300/μL（好中球：90％，リンパ球：7％，単球：3％）でCRP：15.8mg/dLと強い炎症反応を認めた．生化学検査では，肝機能および腎機能に異常は認めなかった．右膝関節炎を疑い，整形外科に紹介受診とした．その後，整形外科で右膝関節腔の試験穿刺を行った結果，膿性の分泌物を認め，グラム染色の結果，多数の好中球とグラム陽性球菌を認めたため，ペニシリン系薬の点滴静注を開始したが，その後の関節液の培養検査からMRSAが検出された．

抗菌薬

- リネゾリド（linezolid）：1回600mg/1日2回：点滴静注

関節内への直接的な抗菌薬の投与は，生体反応にともなう副作用の問題や耐性菌の出現を促すことが懸念されています．

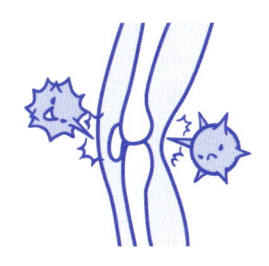

chapter 8-1 皮膚

見逃してはいけない皮膚軟部組織感染症

壊死性筋膜炎

　皮膚軟部組織感染症は，その病変の深達度の違いから，真皮を中心とする丹毒，皮下組織まで病変が達した蜂窩織炎，さらに筋膜および筋肉組織まで達した壊死性筋膜炎が代表的な疾患である．

　壊死性筋膜炎は重症の感染症であり，急速に進展し，約3割の患者は適切な治療が行われなければ不帰の転帰をとる．そのため，診断と治療の遅れ，特に外科的なデブリドマンの遅れは予後不良の原因となる．

　壊死性筋膜炎の原因菌としては，好気性菌に加えて，嫌気性菌が混合感染することが多いとされる．好気性菌の単独感染ではA群溶連菌や黄色ブドウ球菌や，肝硬変患者で海産物の摂食，海水への曝露などからは *Vibrio vulnificus* が，また淡水への曝露では *Aeromonas hydrophila* などの特殊な原因菌が壊死性筋膜炎を発症する．

　壊死性筋膜炎の患者は，感染局所の疼痛や炎症に伴う発赤，水疱や出血などの症状とともに，全身状態が悪いことが多く，重症例ではショック状態で受診することもある．原因菌の検索のために，2セット以上の血液培養を行うとともに，膿や局所組織のグラム染色および培養検査を実施する．特に膿や浸出液の悪臭が強いときには必ず嫌気性菌の検査も同時に実施する．

　治療薬の選択としては，嫌気性菌の混合感染が疑われる場合はセフェム系薬にクリンダマイシン（clindamycin）の併用や，β-ラクタマーゼ阻害薬配合ペニシリン系薬やカルバペネム系薬を選択する．また，A群溶連菌やブドウ球菌の単独感染の症例では，第1世代セフェム系薬にクリンダマイシンを併用する．原因菌がMRSAのときには，当然ながらバンコマイシン（vancomycin）とクリンダマイシンを併用する．

● CASE ● 50歳代　男性　主訴：発熱　右大腿部の疼痛

現病歴

- 生来健康であった．1週間ほど前から37℃台の発熱と咽頭痛および咳嗽を認めたため，近医を受診した．咽頭炎の診断にて，ペニシリン系抗菌薬が処方された．その後，発熱および咽頭痛は軽快したが，2日前から両下肢の疼痛を自覚し，痛みは徐々に増悪し，右大腿部は歩行もできないくらいの痛みがあったため，当院の整形外科を受診した．単純X線写真の結果，骨折などの所見は認められず，鎮痛薬と湿布が処方された．しかし，痛みはさらに増悪し，右下肢には皮膚が紫色に腫れ上がり，また39℃台の発熱も認めたため，救急車で時間外外来を受診した．

理学的所見

- 身長：176cm　体重：76kg　体温：38.6℃　脈拍：120/分　呼吸数：32/分　血圧：92/42mmHg
- 貧血・黄疸なし．心音・呼吸音：異常なし．腹部：平坦・圧痛なし．肝・脾：触知せず．右下肢は鼠径部まで腫脹し，熱感を伴い，足背動脈の微弱に触知．

診断

- 血液検査では白血球数15,300/μLであり，CRP：25.5mg/dLと強い炎症反応を認めた．生化学検査では，軽度の肝機能障害と腎機能障害を認めた．緊急入院となったが，その日に血圧低下，意識混濁，無尿のショック状態となり，全身麻酔下に右下腿皮膚切開を施行した．右下腿および右大腿の筋肉は壊死状態であり，黄色膿性の分泌物を多量に認めた．分泌物のグラム染色では，好中球とともに多数のグラム陽性球菌を認め，後日培養検査の結果，A群レンサ球菌が検出され，A群レンサ球菌による壊死性筋膜炎と診断された．

抗菌薬

- メロペネム（meropenem）：1回1g/1日3回：点滴静注
- クリンダマイシン（clindamycin）：1回600mg/1日3回：点滴静注

⚠ Notice!

クリンダマイシンは菌が産生する毒素を抑制するためセフェム系薬との併用は有効である．また，速やかに外科にもコンサルトし，デブリドマンの機を逸してはならない．

chapter 9-1 その他の感染症

ペットブームによって増加傾向

動物咬傷による感染症

　わが国では社会背景の変化に伴って，飼育されるペット数は年々増加傾向にある．なかでもイヌとネコは代表的なペットである．ペット数が増加するとともに，動物咬傷による感染症にも遭遇することが増えているため注意が必要である．

　動物咬傷による感染症は加害動物，受傷部位，受傷から治療までの時間，受傷した宿主の免疫状態などによってその重症度や進展に違いがある．ネコによる咬傷は上肢や顔面に多く，生命への危険は少ないが，鋭い歯をもつため，感染が皮膚全層まで波及し，イヌの咬傷に比して重症化しやすい．受傷部位としては，四肢中でも手の咬傷が多く，顔面などへの咬傷に比して重症化しやすい．治療までの時間が長くなると，感染症への進展が起こりやすくなるため，より早期の治療が必要である．また，受傷した宿主が，高齢者や大酒家，糖尿病など何らかの免疫不全状態にある場合も感染が全身に波及しやすい．

　パスツレラ症はイヌやネコの口腔内常在菌であるパスツレラ属による咬傷感染症である．ネコでは *Pasteurella multocida* が，イヌでは *Pasteurella canis* が原因菌となる．咬傷により，蜂窩織炎や皮下膿瘍を形成し，時に肺炎に進展することがある．ペニシリン系薬，キノロン系薬，テトラサイクリン系薬など多くの抗菌薬が有効であり，これらの経口薬を7～14日間投与する．

➲ CHECK!

カプノサイトファーガ症もイヌやネコからの咬傷によって感染する．原因菌は口腔内常在菌の *Capnocytophaga canimorsus* であり，症例数は少ないが，発症すれば重症化し，時に死亡する症例もあるため注意が必要となる．

● CASE　**50歳代　女性**　主訴：発熱　右腋下リンパ節腫大

現病歴

- 5年ほど前から糖尿病にて外来通院中であった．約2週間ほど前に捨て猫を飼育しようとしたところ，右手指をひっかかれ，少量の出血があったが，絆創膏をして，治っていた．2日前から38℃台の発熱を自覚し，また右腋下と右上腕にしこりがあることに気が付いた．その後，右腋下のしこりは徐々に大きくなり，痛みも伴ったため，受診した．

理学的所見

- 身長：154cm　体重：76kg　体温：38.6℃　脈拍：70/分　呼吸数：22/分　血圧：146/89mmHg
- 貧血・黄疸なし．心音・呼吸音：異常なし．腹部：平坦・圧痛なし．肝臓を正中線上で2横指，右中鎖骨線上で1横指触知した．脾臓：触知せず．右腋下には鶏卵大の圧痛を伴う，やや硬いリンパ節が触知され，右肘関節上部にも拇指頭大と大豆大のリンパ節を触知した．

診断

- 血液検査では白血球数11,200/μL（好中球：60%，リンパ球：30%，単球：10%）であり，CRP：2.1mg/dLであった．生化学検査では軽度の肝機能障害を認めるも腎機能は正常であった．その後，診断のためにリンパ節生検を行い，病理組織学的検査では，リンパ濾胞の増生，膿瘍形成および中心部の壊死を認め，類上皮細胞とラングハンス多核巨細胞が認められたが，抗酸菌染色および結核菌PCRはともに陰性であった．以上の所見から猫ひっかき病を診断された．

▼

抗菌薬

- クラブラン酸/アモキシシリン（clavulanate/amoxicillin）：1回250mg/1日4回：経口投与

! Notice!

免疫不全宿主が咬傷により感染すると敗血症や髄膜炎を発症し，重症となる．ペニシリン系薬，セフェム系薬，キノロン系薬，テトラサイクリン系薬など多くの抗菌薬が有効とされる．

chapter 9-2 その他の感染症

グローバル化とともに上陸した熱病

輸入感染症

　輸入感染症は，わが国では感染の機会のない感染症に渡航先で感染し，帰国後に発症する疾患である．現在では丸一日もあればアフリカの奥地に行くことも可能であり，いつこのような輸入感染症の患者が受診してもおかしくない状況にある．

　輸入感染症のなかでも，蚊を媒介とするデング熱とマラリアは時に遭遇する感染症である．デング熱は蚊に刺されてから多くは5～7日間の潜伏期間の後に，突然高熱（39～40℃）で発病する．その他，頭痛や眼痛，関節痛，筋肉痛などを伴うことも多い．発熱の多くは二峰性とされ，いったん解熱した後，再び発熱し，そのときに麻疹あるいは風疹様の発疹を伴う．血液検査では，白血球や血小板の減少と，肝機能異常を認めることが多い．デング出血熱などの重症の病態に移行することはきわめてまれであり，数日から数週間で軽快する．デング熱に対する直接的な治療法はなく，対症療法によって患者の症状を緩和する．その際，ライ症候群の発症を防ぐため，アセトアミノフェンなどの解熱薬は必要最小限とすることが望ましい．

　マラリアも同様に蚊が媒介する輸入感染症である．現在，世界の多くの地域で熱帯熱マラリアが急増している．適切な治療が早期に行われないと重症化し，時に死亡する症例もあるため注意が必要である．マラリアの診断にはギムザ染色を行った血液薄層塗抹標本の顕微鏡検査法が行われる．しかし，原虫の寄生率が低い場合は見逃す危険性もあるため，数回検査を繰り返し，マラリアを否定することが重要である．

> **Notice!**
> 従来使用されていたメフロキン（mefloquine）に加えて，2012年12月より新たに，熱帯熱マラリアの治療と予防にアトバコン/プログアニル（atovaquone/proguanil）の合剤がわが国でも使用可能となった．

（感染症はこう叩け！）

● CASE ● **20歳代　男性**　主訴：発熱　頭痛

現病歴

- 生来健康であった．2か月前にヒッチハイクで西アフリカ諸国を旅行していた．帰国後，3日ほどしてから，40℃台の発熱と頭痛を認めたため，何らかの熱帯病かと不安になり，家族とともに受診した．

理学的所見

- 身長：182cm　体重：76kg　体温：40.3℃　脈拍：120/分　呼吸数：26分　血圧：110/69mmHg
- 眼瞼結膜・貧血あり．眼球結膜・黄疸あり．心音・呼吸音：異常なし．腹部：平坦・圧痛なし．肝・脾：触知せず．神経学的検査：異常なし．

診断

- 血液検査では白血球数：15,000/μL，赤血球数：230万/μL，Hg：7.2mg/dLであり，血小板数：11.5万/μLであった．生化学検査では，軽度の肝機能異常を認めるも，腎機能は正常であった．以上の所見からマラリアを考え，末梢血からギムザ染色血液薄層塗抹検査を行った結果，熱帯熱マラリアと思われる原虫の早期栄養体が確認されたため，熱帯熱マラリアと診断された．その後，メフロキンを投与し，翌日，専門施設に搬送入院となった．

抗菌薬

- メフロキン（mefloquine）：1回 500mg/1日2回：経口投与

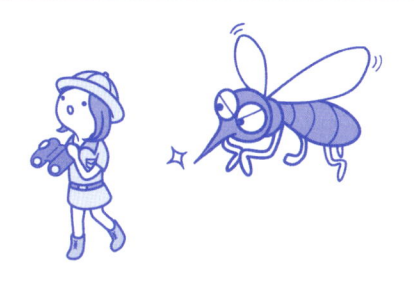

● CHECK!

マラリアの迅速診断法は現時点（2013年4月）ではいまだ保険適用にはなっていない．熱帯熱マラリアを疑うときには，専門施設に搬送することが望ましい．

chapter 9-3 その他の感染症

本当に「かぜ」の患者なのか？

急性 HIV 感染症

　健康な若年者で，発熱と倦怠感を主訴とする患者は，日常診療において最も多く遭遇する．多くの患者は急性咽頭炎や上気道炎あるいはインフルエンザなどの流行性ウイルス感染症である．発熱が持続し，全身倦怠感も強く，食欲不振などの全身状態もやや重篤な様子がある患者では，血液検査の結果から異型リンパ球の存在や，白血球や血小板数の減少，肝機能の軽度の異常などの所見を認め，EB（*Epstein-Barr*）ウイルス関連抗体の検査結果から EB ウイルス感染症による伝染性単核球症と診断されることもある．そのような臨床症状を認める患者のなかに急性 HIV 感染症が紛れていることがあり，注意が必要である．

　急性 HIV 感染症は初感染から通常 2〜4 週間の潜伏期の後，40〜90％の症例で，発熱，全身倦怠感，食欲不振，咽頭炎，リンパ節腫脹などの臨床症状を認める．一般的な検査所見も先に述べた EB ウイルス感染症などのウイルス感染症に伴う異常と同じである．

　診断には性行為や薬物依存などを含めた問診が最も重要となるが，患者からきき出すことが困難なことも多い．急性 HIV 感染症を疑ったときには，HIV 抗体検査と PCR 法による血中 HIV-RNA 定量検査を行う．通常は急性 HIV 感染症では，抗体価は十分に上昇していないため，ウエスタンブロット法による抗体検査の結果は陰性もしくは判定不能となる．またスクリーニング検査は陰性を示す．しかし，HIV-RNA 量は感染 12 日以降から検出され，この時期には 10^5〜10^8 コピー /mL と著明に上昇している．そのため，このような検査結果となれば，急性 HIV 感染症と診断される．

● CASE ● **30歳代　男性**　主訴：発熱　全身倦怠感

現病歴

- 生来健康であった．1か月前から仕事でタイとベトナムに渡航していた．5日前に帰国し，帰国後3日目から39℃台の発熱および全身倦怠感を自覚したため，近医を受診し，急性咽頭炎の診断にて解熱薬と抗菌薬が処方された．その後，発熱は軽快したが，昨日から再度39℃台の発熱を自覚したため，心配となり受診した．

理学的所見

- 身長：173cm　体重：67kg　体温：39.4℃　脈拍：100/分　呼吸数：28/分　血圧：100/62mmHg
- 咽頭発赤あり．心音・呼吸音：異常なし．腹部：平坦・圧痛なし．肝臓：触知せず．脾臓：触知し，脾腫大．神経学検査：異常なし．

診断

- 血液検査では白血球数：6,700/μL（好中球：65%，リンパ球：25%，単球：10%）であり，血液の目視像で異型リンパ球5%が認められ，CRP：2.5mg/dLと軽度の炎症反応を認めた．生化学検査では，軽度の肝機能障害を認めるが，腎機能は正常であった．末梢血からギムザ染色血液薄層塗抹検査は正常であり，EBウイルス関連抗体の検査では，抗EBNA抗体陽性で既感染と考えられた．再度，問診を行ったところ，タイに滞在時に複数の不特定多数の女性との性交渉があり，急性HIV感染症を疑い，HIVスクリーニング検査（第4世代）を実施した結果，陰性であったが，確認検査を行った結果，ウエスタンブロット法では判定保留，HIV-RNA定量検査では3×10^6コピー/mLであり，急性HIV感染症と診断された．

▼

抗菌薬

- 処方なし

!Notice!

通常は2〜4週間で臨床症状は自然軽快するため，特に治療の必要はなく，急性HIV感染症に対して抗HIV薬による治療を行うか否かに関しては明らかな見解はない．しかし，CD4陽性リンパ球数やウイルス量の経過観察は行っていく．

chapter 9-4 その他の感染症

時に感染症と間違えてしまう理由

薬剤熱

　感染症は多くの症例で発熱を伴う．実際に古典的不明熱（3週間以上持続する，ないしは3日間の入院精査・3回以上の外来検査で診断がつかない38.3℃以上の発熱）の3大原因が感染症，膠原病，悪性腫瘍なのは常識的である．しかし，そのような不明熱のなかに薬剤が原因となる発熱があることを常に念頭に置かなければならない．

　薬剤熱とは医学的な診断根拠に乏しく，臨床的には「薬剤投与と同時に起こり，薬剤中止により軽快する発熱で，かつ慎重な身体診察や検査などで他の熱源が明らかでないもの」と定義されている．そのため，明らかな診断を下すことは困難であり，発症頻度などの疫学的な証拠はない．しかし，実際の臨床では薬剤熱はしばしば経験される疾患であることは間違いない．

　「薬剤熱はすべてがアレルギー反応によって起こる」という誤解があり，薬疹を認めず，検査所見で好酸球増多やIgE上昇などを認めないことを理由に薬剤熱が否定されることもあるが，診断するためには薬剤をいったん中止し，解熱するか否かをみることが必須である．

　薬剤熱は薬剤の投与初期に起こるとは限らない．たとえば抗結核薬による薬剤熱などは投与数か月後に発症することもある．特に感染症の治療において解熱を認めるかどうかは，抗菌薬の治療効果を判定するために最も簡便で正確な判断材料となるため，薬剤熱が起これば治療効果の判断を誤り，有効であった抗菌薬を中止したり，変更したりすることになりかねない．そのため，薬剤熱が疑われるときには，思い切って休薬することも重要である．

● CHECK!

薬剤熱の患者は，一般的な印象では発熱の割に重症感に乏しいことが診断の糸口となる．患者自身も発熱していることに気づいていないことも多く，食欲や睡眠など日常生活には何の支障も認めないこともままある．

● CASE　**70歳代　女性**　主訴：発熱

現病歴

- 大腿骨骨折と認知症の診断で，整形外科病棟に入院中，1週間前から38℃台の発熱を認めた．血液検査を実施した結果，白血球増多を伴う軽度の炎症反応を認めたため，感染巣の確認の目的で，各種画像検査を実施するとともに，血液培養検査を行った．その結果，明らかな感染巣は確認できなかったが，血液培養からMRSAが検出されたため，5日前からバンコマイシン1日2gの点滴静注が開始された．その後，一時発熱は改善したが，昨日から再度38℃台の発熱を認めたため，紹介受診となった．

理学的所見

- 身長：156cm　体重：68kg　体温：38.2℃　脈拍：74/分　呼吸数：23/分　血圧：110/60mmHg
- 意識清明．心音・呼吸音：異常なし．腹部：平坦・圧痛なし．肝・脾：触知せず．神経学的検査：異常なし．

診断

- 血液検査では白血球数：正常であり，CRP：0.6mg/dLと炎症反応も認めなかった．生化学検査でも肝機能および腎機能ともに正常であった．再度，血液培養の実施およびバンコマイシンの血中濃度の測定を依頼した．その結果，血液培養では菌陰性であり，バンコマイシンの血中濃度も有効血中濃度であった．以上の所見からバンコマイシンによる薬剤熱も考えられ，投与を中止した結果，2日後には解熱した．

抗菌薬

- 処方なし

抗菌薬を休薬している間に，血液培養検査などを再度実施して原因菌検索も改めて行ってください．

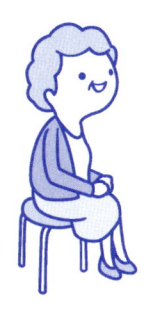

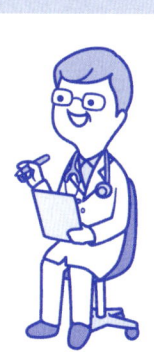

感染症の原因菌を叩くために抗菌薬は欠かせません．感染症の治療は抗菌薬の選び方で，治療効果に大きな差が生じます．さらに，正しい抗菌薬の使い方は今後の薬剤耐性菌の蔓延も防ぎます．抗菌薬を深く理解し，ベストな感染症治療を目指しましょう！

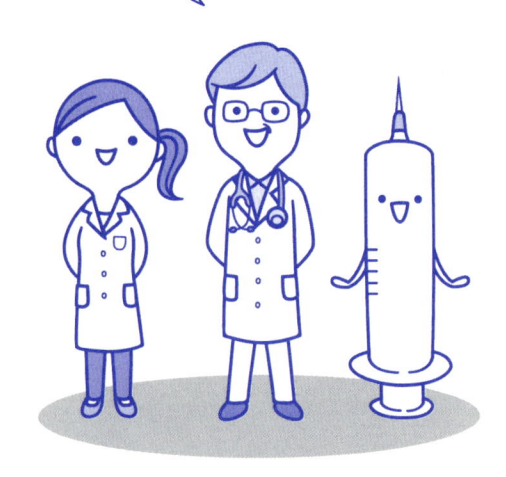

レジデントのための薬物療法
感染症はこう叩け！
抗菌薬 使いこなしのコツのコツ

2013年5月1日　初版第1刷発行 ©　　〔検印省略〕
2013年7月10日　　第2刷発行

著 ——— 前﨑　繁文

発行者 —— 平田　直

発行所 —— 株式会社 中山書店
〒113-8666　東京都文京区白山 1-25-14
TEL 03-3813-1100(代表)　振替 00130-5-196565
http://www.nakayamashoten.co.jp/

本文デザイン— ビーコム

本文イラスト— トツカケイスケ

装丁 ——— ビーコム

印刷・製本— 三報社印刷株式会社

Published by Nakayama Shoten Co., Ltd.　　Printed in Japan
ISBN 978-4-521-73703-4
落丁・乱丁の場合はお取り替え致します

本書の複製権・上映権・譲渡権・公衆送信権(送信可能化権を含む)
は株式会社中山書店が保有します．

|JCOPY| 〈(社)出版者著作権管理機構 委託出版物〉
本書の無断複写は著作権法上での例外を除き禁じられています．
複写される場合は，そのつど事前に，(社)出版者著作権管理機構
(電話 03-3513-6969，FAX 03-3513-6979，info@jcopy.or.jp) の許諾を
得てください．

本書をスキャン・デジタルデータ化するなどの複製を無許諾で行う行為は，著
作権法上での限られた例外(「私的使用のための複製」など)を除き著作権法
違反となります．なお，大学・病院・企業などにおいて，内部的に業務上使用
する目的で上記の行為を行うことは，私的使用には該当せず違法です．また私
的使用のためであっても，代行業者等の第三者に依頼して使用する本人以外の
者が上記の行為を行うことは違法です．

指導医には秘密にしておきたい小さな知恵袋！

レジデントのための
呼吸器内科
ポケットブック

新書判／並製／352頁
定価（本体4,500円＋税）

ISBN978-4-521-73456-9

編集●**吉澤篤人**
（国立国際医療研究センター病院 総合診療科）
杉山温人
（国立国際医療研究センター病院 呼吸器内科）

CONTENTS

第1章　救急／当直
かぜ症候群, 急性呼吸不全, 胸痛の初期診療における鉄則, 喘息発作など

第2章　検査
感染症を疑ったときの痰検査, 血痰, 喀血, 肺癌を疑ったときの検査手順, 腫瘍マーカーなど

第3章　画像診断
胸部X線, CT, PET, 超音波検査

第4章　診断
身体診断, 問診のポイント, 慢性咳嗽, 肺血栓塞栓症など

第5章　治療
市中肺炎, 院内肺炎, 誤嚥性肺炎の治療, インフルエンザの治療, 肺癌と悪性胸中皮腫の初回治療など

第6章　チーム医療
緩和ケア, 呼吸不全患者の栄養療法の考え方, 院内感染防止策, 術後肺合併症の術前評価と対応など

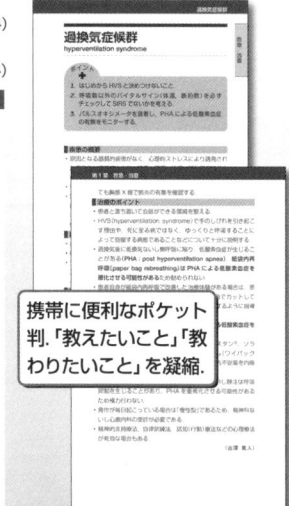

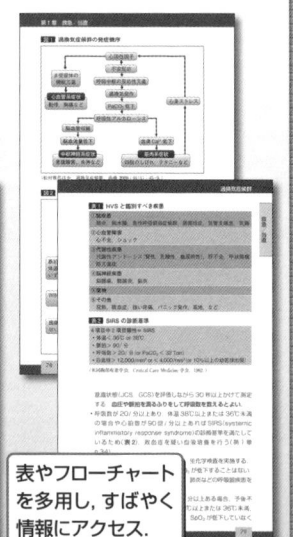

> 携帯に便利なポケット判.「教えたいこと」「教わりたいこと」を凝縮.

> 表やフローチャートを多用し, すばやく情報にアクセス.

あなたの知識はマイナスだらけ!?統計がとても身近になる！

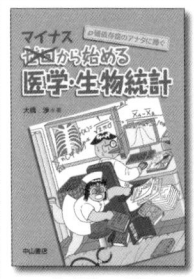

マイナスから始める
医学・生物統計

"統計" と聞いただけで身構えてしまう人たちのために医学・生物統計の意味とおもしろさを, 日常的な例とたとえで分かりやすく解説. 読み終わったときにはあなたの統計学が記念すべき一歩をしるす！

著●**大橋　渉**

A5判／並製／160頁／定価（本体3,200円＋税）　ISBN978-4-521-73479-8

中山書店
〒113-8666　東京都文京区白山1-25-14　TEL 03-3813-1100　FAX 03-3816-1015
http://www.nakayamashoten.co.jp/

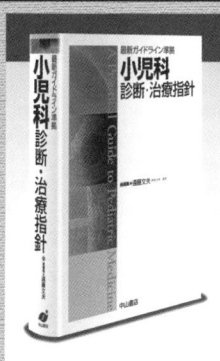

小児科診療のスタンダードブック, 登場!

最新ガイドライン準拠
小児科 診断・治療指針

総編集◉**遠藤文夫**（熊本大学教授）

B5判／並製／1152頁／定価（本体25,500円+税）
ISBN978-4-521-73536-8

Point
1. オールカラーで見やすいレイアウト
2. 豊富な写真, イラスト, フローチャートで読み込まなくても理解できるヴィジュアルな構成
3. 本文は簡潔な箇条書き. 読みやすく, わかりやすい
4. 診療TIPSをちりばめたコラム欄（Advice, Support Message）も充実

小児科診療のすべてを一冊に――外来診療の場に常備

日本医師会生涯教育シリーズ82
小児・思春期診療 最新マニュアル

監修◉**五十嵐隆**（国立成育医療研究センター理事長）

編集◉**児玉浩子**（帝京平成大学）　**早乙女智子**（神奈川県立汐見台病院）
平岩幹男（Rabbit Developmental Research）　**松平隆光**（松平小児科）

B5判／並製／384頁
定価（本体5,500円+税）
ISBN978-4-521-73492-7

特色
- 小児の視診のポイントを, 症状ごとに口絵（カラー写真165点）で紹介
- 疾患の概要・診断・治療が要領よくまとめられ, 小児科以外の医師にとっても利用しやすい構成
- 随所にコラム「専門医に紹介するタイミング」が設けられ, プライマリーケア医の役割を具体的に指南

レジデントのための薬物療法
一番最初におぼえる"薬の常識"が満載!!
消化器内科 薬のルール65!
プライマリ・ケアの必須知識

編著◉**木下芳一**（島根大学医学部内科学講座第二教授）

A5判／並製／152頁／定価（本体3,000円+税）　ISBN978-4-521-73391-3

抗菌力 体内動態 安全性 3つの柱で抗菌薬を使いこなせ!!
抗菌薬はこう使え!
ガイドラインに沿ったコツのコツ

著◉**前﨑繁文**（埼玉医科大学感染症科・感染制御科）

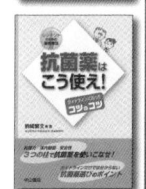

A5判／並製／152頁／定価（本体3,000円+税）　ISBN978-4-521-73235-0

中山書店　〒113-8666 東京都文京区白山1-25-14　TEL 03-3813-1100　FAX 03-3816-1015
http://www.nakayamashoten.co.jp/

滅菌業務に係るすべてのスタッフ対象!

STERIZATION of Medical Supplies by Steam

医療現場の清浄と滅菌

著●**ヤン・ハュス**（ハート・コンサルタンシー社代表）
監修●**高階雅紀**（大阪大学医学部附属病院材料部部長，病院教授）

　日本医療機器学会の認定として滅菌技士が誕生して以来，滅菌に関する知識や技術水準は飛躍的に進歩を遂げてきた．しかし，医師および看護師の教育を担う医育機関での滅菌に関する教育カリキュラムがまだ充実していないこともあり，滅菌に関する技術や知識を学ぶ機会は少ない．

　本書は，滅菌業務に係るすべてのスタッフを対象に，目に見えない感染性微生物の増殖力とそれらに対する生物学的対策および滅菌の基本である高圧蒸気滅菌の原理と仕組みを中心に，初心者にも理解できるよう書かれた日本初の教科書．国際基準の要求レベルとの関連も詳しく解説した．

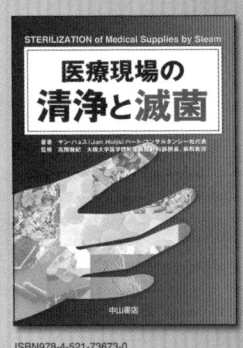

ISBN978-4-521-73673-0

B5判／並製／304頁
定価（本体5,500円+税）

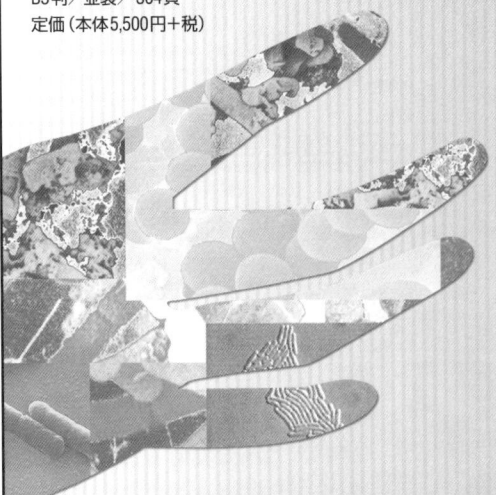

CONTENTS

Part I 目に見えない生命体
1. はじめに
2. 病気という「謎」（ミステール）
3. 細胞：生命の構成単位
4. 微生物学：微生物の研究
5. 体と病魔との闘い

Part II 感染拡大の予防
6. 清浄（洗浄），消毒，滅菌，衛生，無菌法による感染予防
7. バイオバーデン（生物学的負荷）を減少させる
8. 滅菌前の洗浄
9. さまざまな滅菌法

Part III 高圧蒸気滅菌
10. 滅菌剤としての蒸気
11. ベーシックな蒸気滅菌器
12. 管腔（ホロー）機材・多孔性（ポーラス）器材の滅菌
13. 工程管理
14. 滅菌の国際規格

中山書店 〒113-8666 東京都文京区白山1-25-14 TEL 03-3813-1100 FAX 03-3816-1015
http://www.nakayamashoten.co.jp/